儿保医生手记系列

疫苗接种保健康

主　编　吕兰秋　马　瑞

副主编　张丹丹　胡燕丽　杨天池

编　委　（以姓氏笔画为序）

马蝶翼　王建美　叶莉霞　冯玥溢　吕莹波

周绍英　胡苏军　梅秋红　程　薇　潘兴强

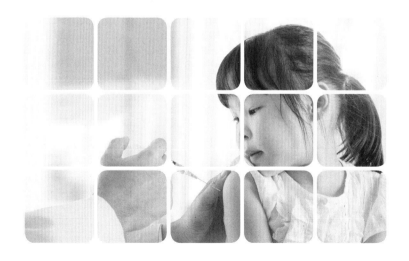

人民卫生出版社

·北　京·

图书在版编目（CIP）数据

疫苗接种保健康 / 吕兰秋，马瑞主编 . —北京：
人民卫生出版社，2023.9
（儿保医生手记系列）
ISBN 978-7-117-34778-5

Ⅰ.①疫… Ⅱ.①吕…②马… Ⅲ.①儿童 – 疫苗 –
预防接种 – 基本知识 Ⅳ.①R186

中国国家版本馆 CIP 数据核字（2023）第 084046 号

人卫智网	**www.ipmph.com**	医学教育、学术、考试、健康，
		购书智慧智能综合服务平台
人卫官网	**www.pmph.com**	人卫官方资讯发布平台

儿保医生手记系列
疫苗接种保健康
Erbao Yisheng Shouji Xilie
Yimiao Jiezhong Bao Jiankang

主　　编：吕兰秋　马　瑞
出版发行：人民卫生出版社（中继线 010-59780011）
地　　址：北京市朝阳区潘家园南里 19 号
邮　　编：100021
E － mail：pmph @ pmph.com
购书热线：010-59787592　010-59787584　010-65264830
印　　刷：廊坊一二〇六印刷厂
经　　销：新华书店
开　　本：889×1194　1/32　　印张：3.5
字　　数：67 千字
版　　次：2023 年 9 月第 1 版
印　　次：2023 年 10 月第 1 次印刷
标准书号：ISBN 978-7-117-34778-5
定　　价：28.00 元
打击盗版举报电话：010-59787491　E-mail：WQ @ pmph.com
质量问题联系电话：010-59787234　E-mail：zhiliang @ pmph.com
数字融合服务电话：4001118166　　E-mail：zengzhi @ pmph.com

前　言

　　儿童是国家的未来、民族的希望。促进儿童健康成长，是国家可持续发展的宝贵资源和不竭动力。《"健康中国2030"规划纲要》和《健康儿童行动提升计划（2021—2025年)》均明确提出实施健康儿童计划，强调儿童健康应坚持"预防为主，防治结合"的原则。要实现这一目标，首先要减少传染性疾病对儿童的威胁，而疫苗接种则是预防、控制，甚至消灭传染性疾病最经济、最安全、最有效的手段，可保护儿童免受传染性疾病的威胁。

　　在生活中，孩子往往是一个家庭的重心，孩子的健康成长是家长们关心的首要问题。孩子小小的健康问题，如咳嗽、发热、出疹等，都牵动着家长的心。传染性疾病的预防是孩子出生后面临的首要问题，很多家长对此缺乏经验，在面对孩子疫苗接种的问题上，无法判断网上信息正确与否，如孩子的哪些传染性疾病是最需要注意的？如何选择疫苗？如何接种疫苗？接种疫苗后出现不良反应该怎么办？等等。

　　针对上述情况，我们通过梳理当前家长在孩子疫苗接种过程中最关心、最常咨询的问题,编写本书,详细介绍儿童常见传染性疾病、疫苗相关知识、疫苗接种程序、特殊健康状况下儿童疫苗接种以及疫苗接种后不良反应处理等方面的知识。第一章介绍低龄儿童最常见的几种传染性疾病的基本知识,以及预防和应对措施,便于家长在疾病高发期科学地为孩子做好防护。第二章、第三章分别介绍疫苗的基本知识、疫苗相关问题以及我国免疫规划疫苗和非免疫规划疫苗的种类和免疫程序,方便家长按需快速查阅。第四章介绍孩子接种疫苗时需要注意的事项,方便家长在带孩子接种疫苗前对照做好相关准备。第五章针对存在特殊健康状况,如患原发性免疫缺陷病、先天性心脏病、过敏性哮喘等的孩子,给予疫苗接种建议。第六章介绍儿童在疫苗接种后的不良反应处置措施,帮助家长从容应对突发状况。

希望本书能够帮助家长解决预防儿童传染性疾病和接种疫苗过程中遇到的常见问题。由于编者水平和能力有限,书中难免会有疏漏和不足之处,敬请广大读者不吝指正。

编　者
2023 年 3 月

目　录

第一章

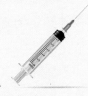

关于小儿传染病那些事儿

1. 让人谈之色变的乙型肝炎，真的有那么可怕吗

　　产科病房里，新手父母见到刚出生的孩子不一会儿，护士就会递上孩子人生中的第一张知情同意书——产科疫苗接种知情同意书，孩子需要被抱去接种室接种乙型肝炎疫苗。

　　乙型肝炎在我国可谓家喻户晓，人们谈之色变。乙型肝炎是一个重要的公共卫生问题，患病率高、疾病负担重。据统计，2019 年全球慢性乙型肝炎病毒（hepatitis B virus，HBV）感染患病率为 4.1%，即全球约有 3.16 亿名感染者；乙型肝炎病毒相关疾病导致全球 55.5 万人死亡，相关死亡人数自 1990 年以来呈上升趋势。因此，从整个社会到每个人，对乙型肝炎都存在着一种恐惧的情绪。乙型肝炎真的那么可怕吗？

乙型肝炎的"可怕"之处

　　乙型肝炎是由乙型肝炎病毒引起的肝脏感染性疾病，其可怕之处在于会传染，并且可能会变成慢性感染，最终引发肝硬化和肝癌，并且目前还没有根治的办法。但是，并不是所有乙型肝炎都会发展为慢性感染。婴幼儿及学龄前期儿童感染 HBV 往往容易转为慢性感染。有资料显示，1 岁以内感染 HBV 的婴儿中有 80%~90% 会转为慢性感染，1~6 岁感

染 HBV 的儿童中有 30%~50% 会转为慢性感染。而健康成年人感染 HBV 后转为慢性感染的比例不到 5%，并且引发肝硬化和肝癌的比例均低于儿童感染者。因此，一出生就开始预防乙型肝炎至关重要。

关于乙型肝炎传染性的误解

经常有人在体检时发现自己感染了 HBV，却并不清楚自己是怎么感染的。还有些人对乙型肝炎的传染性过度恐慌，认为与 HBV 携带者的日常接触都会让自己感染上 HBV。此外，经常有人向医生咨询："乙型肝炎会遗传吗？""为什么乙型肝炎患病往往有家族聚集倾向呢？"

其实，乙型肝炎是一种传染性疾病，会传染，但并非遗传性疾病，不会遗传。乙型肝炎家族聚集性发生是由其传染特点引起的。

乙型肝炎的传播途径主要是血液传播、性行为传播和母婴传播。其中，血液传播是指接触到带有乙型肝炎病原体的血液而感染。一起工作、就餐、握手、打喷嚏、咳嗽等是不会传染的。需要警惕的是，一些不正规、不安全的医疗或生活行为，如文身、修脚时，如果使用的针具、刀具消毒不到位，就有感染 HBV 的风险。母婴传播是另一个重要的传播途径，也曾是我国乙型肝炎患者人数多的一个重要原因。母婴传播并不是遗传，而是指母亲在围生期通过胎盘、产道或产后哺乳等方式将病毒传染给孩子。对于这种情况，目前已有成熟的病毒母婴阻断方法。

孕前需要清楚自己是否携带乙型肝炎病毒

准妈妈在备孕时应该做乙型肝炎相关检查,判断 HBV 感染情况,如果发现相关指标异常,应该及时就医。

很多人在做完检查、拿到化验单后不知道如何解读检查结果。下面就来讲讲临床最常用的乙型肝炎"五项"检查。

乙型肝炎"五项"包括乙型肝炎表面抗原(hepatitis B surface antigen,HBsAg)、乙型肝炎表面抗体(hepatitis B surface antibody,HBsAb)、乙型肝炎 e 抗原(hepatitis B e antigen,HBeAg)、乙型肝炎 e 抗体(hepatitis B e antibody,HBeAb)和乙型肝炎核心抗体(hepatitis B core antibody,HBcAb)5 项指标。其中,最关键的是 HBsAg 和 HBsAb。

HBsAg 阳性提示被检测者体内存在乙型肝炎病毒。但是,HBsAg 只能用来判断被检测者体内是否携带乙型肝炎病毒,并不能确诊乙型肝炎以及乙型肝炎病毒引起的其他相关疾病,对于评估病情轻重、确定治疗方案的意义不大。

HBsAb 阳性则意味着被检测者对乙型肝炎病毒有抵抗力。孩子刚出生时接种乙型肝炎疫苗,目的就是帮助其体内产生抗体(即 HBsAb)。一般在接种乙型肝炎疫苗后,检测 HBsAb 呈阳性提示疫苗接种成功,体内已经形成 HBV 抗体。

HBsAg 阳性者还需要关注 HBeAg。HBeAg 是 HBV 复制的标志,HBeAg 阳性就意味着体内病毒复制活跃,血液中病毒含量高、传染性强。

如果上述 5 项指标全是阴性,就表示被检测者既没有感染乙型肝炎病毒,体内也没有乙型肝炎抗体。此时,建议尽快接种乙型肝炎疫苗。

乙型肝炎病毒携带者在孕期的注意事项

有些孕妇拿到乙型肝炎"五项"的结果,看到 HBsAg 阳性,发现自己是乙型肝炎病毒携带者,容易不知所措,担心自己生下来的孩子也会被传染上乙型肝炎病毒。其实,乙型肝炎病毒携带者是完全可以生下健康孩子的!但是,要做到以下几点:

◎ 发现 HBsAg 阳性,应及时去医院就诊,再做 2 项检查——乙型肝炎病毒脱氧核糖核酸(hepatitis B virus-deoxyribonucleic acid, HBV-DNA)定量和肝功能检查。HBV-DNA 定量检查可以准确了解乙型肝炎病毒在体内的含量、是否在体内复制以及传染性。HBV-DNA 定量越高,表明病毒复制越厉害,传染性越强。此外,HBV-DNA 定量检查联合肝功能检查,尤其是转氨酶检查可以评估肝脏损伤程度,从而判断是否需要治疗、如何治疗。

◎ 孕期要定期做孕检。孕妇即使只是乙型肝炎病毒携带者,没有肝炎症状,也要定期监测体内是否有肝炎病毒活动的迹象。女性在孕期营养需要量增加,基础代谢加快,胎儿的代谢、解毒需要母体肝脏完成,大量雌激素需要肝脏灭活,这些因素都会导致肝脏负担加重。因此,动态监测肝功能和 HBV-DNA 定量变化是非常有必要的。孕检时如果发现体内有乙型肝炎病毒活动,需要及时到专科就医,必要时配合医生进行治疗干预。

⚪ 孩子出生后 12 小时内注射乙型肝炎免疫球蛋白和乙型肝炎疫苗。这一步对阻断乙型肝炎的母婴传播具有重大意义。我国自 2002 年将新生儿乙型肝炎疫苗纳入国家免疫规划以来,强调首剂乙型肝炎疫苗在出生后及时接种,使得 1~4 岁人群的乙型肝炎病毒携带率降至 <1%。

2. 你了解脊髓灰质炎吗

很多年轻的家长带着刚出生 2 个月的孩子去接种脊髓灰质炎疫苗时,常会有这样的疑问:脊髓灰质炎是一种什么病,好像没有听说过? 这种病现在还有吗? 如果没有的话,为什么还要接种这个疫苗呢? 下面就来聊聊脊髓灰质炎。

脊髓灰质炎曾经严重危害儿童健康

说起脊髓灰质炎的俗称"小儿麻痹症",估计大家都不陌生。这是一种由脊髓灰质炎病毒引起的古老而严重的急性传染病。早在 3 000 多年前,古埃及的石像上就留下了脊髓灰质炎致残的形象,这也是人类历史上对其最早的记录。

脊髓灰质炎病毒主要侵犯神经系统,甚至可以在数小时内造成患者瘫痪,而且患者多是 6 岁以下的儿童。脊髓灰质炎除了可引起发热、乏力、头痛、呕吐等症状外,还会导致患儿颈部僵硬、四肢疼痛,严重时会造成不规则的弛缓性瘫痪,严重损伤运动神经导致肌肉萎缩,有的患儿能康复,也有患儿会留下永久残疾。据世界卫生组织报道,每200例脊髓灰质炎患者中就会有1例发生不可逆转的瘫痪,5%~10%的瘫痪患者会因为呼吸肌麻痹而死亡。而且到目前为止,脊髓灰质炎仍然没有特效治疗药物。

脊髓灰质炎传染性非常强

脊髓灰质炎有非常强的传染性,如果接触到被脊髓灰质炎病毒污染的物品就容易造成感染,被污染的手、食品等都是主要的传播媒介,所以不良的卫生习惯会造成脊髓灰质炎传播。可怕的是,脊髓灰质炎的传染源不仅是脊髓灰质炎患者,还有病毒携带者,任何人都可能是脊髓灰质炎病毒的携带者,病毒可以通过携带者乘坐飞机、船舶、汽车,徒步旅行或参加商贸活动等被传播。因此,脊髓灰质炎一旦在某个国家流行,有一名儿童感染,那么世界各地的儿童都有被感染的风险。

疫苗的出现让全球脊髓灰质炎正在逐渐消除

1953年,首个脊髓灰质炎疫苗成功研发并投入应用以后,脊髓灰质炎在世界范围内逐渐得到控制。

在我国,面对每年高发的脊髓灰质炎疫情和灭活疫苗价格太高的两难困境,“中国脊髓灰质炎疫苗之父”——顾方舟带领他的团队临危受命,从1957年开始自行研制脊髓灰质炎疫苗,从远赴云南建立研究基地到给自己的孩子服用疫苗开展临床试验,经过了艰辛探索之路。1962年脊髓灰质炎减毒活疫苗(bivalent oral polio vaccine,bOPV)在我国研制成功。

大家可能对儿时吃过的白色小"糖丸"印象深刻,这就是我国自主研制的脊髓灰质炎减毒活疫苗。正是这不起眼的小"糖丸"在儿童中普遍推广使用,帮助我国消灭了脊髓灰质炎病毒。1988年,全球消灭脊髓灰质炎行动正式启动。自此之后,全球脊髓灰质炎病例数量减少了99%以上。我国自1994年10月以来再未发现本土脊髓灰质炎野病毒,2000年通过世界卫生组织认证,实现了无脊髓灰质炎目标。截至目前,脊髓灰质炎病毒Ⅰ、Ⅱ、Ⅲ型3种血清型中的2种已被消灭:Ⅱ型野病毒自1999年以来没有报告病例,2015年全球证实该型病毒消灭;Ⅲ型野病毒自2012年以来未报告病例,2019年全球证实此型病毒消灭。这就意味着,脊髓灰质炎这种古老的疾病,将有望成为继天花之后全球第2种被消灭的传染病。

我国尽管目前处于无脊髓灰质炎状态,但是仍然将该疫苗纳入免疫规划,在儿童中保持此疫苗的高覆盖率,这是为什么呢?因为截至目前,全球仍有国家,如阿富汗、巴基斯坦、莫桑比克等,存在Ⅰ型脊髓灰质炎野病毒本土流行。阿富汗与巴基斯坦都是我们的邻国,位于非洲的莫桑比克与我国的贸易往来也与日俱增,这些因素使得我国一直存在脊髓灰质炎野病毒输入的风险。如果停止儿童脊髓灰质炎疫苗接种,人群免疫水平下降,可能会造成脊髓灰质炎在我国的传播和流行。

3. 小儿"百白破"是什么病

孩子出生 3 个月的时候需要接种一种被称为"百白破"的疫苗(吸附无细胞百白破联合疫苗)。很多家长听到这个疫苗名称常会产生疑问：这个"百白破"到底是一种什么病呢？

"百白破"是什么病

"百白破"其实是指 3 种感染性疾病：百日咳、白喉和破伤风。在 20 世纪疫苗尚未广泛使用时，这 3 种疾病都是儿童常见病，曾给儿童健康带来极大危害。随着疫苗的普及，这 3 种疾病的发病率逐渐降低，所以容易被很多家长忽视。由于这 3 种疾病都极容易感染，大家不能掉以轻心。下面向大家一一介绍。

咳嗽咳不停，警惕百日咳

有一种咳嗽，让人声嘶力竭，喘不上气，而且这种痛苦可能绵延数月，这往往就是百日咳。门诊中有的家长带孩子来看病时，孩子可能已经咳嗽好几个月了。孩子刚开始咳嗽时，家长没太当一回事，以为是感冒，过几天就会好，结果后来越咳越严重。几个月下来，孩子往往咳一次要半天才能缓过来，受尽了折磨。其实，当家中孩子咳嗽不见好时，家长就要警惕百日咳了。

百日咳是由百日咳杆菌引起的一种具有高度传染性的呼吸道疾病，通过咳嗽或喷嚏的方式传播。持续数周甚至数月的反复剧烈咳嗽是其主要表现。咳嗽往往出现突然且剧烈，但发作间期患儿常没有其他明显的异常表现。百日咳传染性非常强，大约是流行性感冒的4倍。因此，家中如果一人患上百日咳，其他家庭成员的染病概率就非常高。

随着吸附无细胞百白破（diphtheria，tetanus toxoids，acellular pertussis，DTaP）联合疫苗在儿童中的普及，百日咳的高发人群也发生了变化。疫苗未普及之前，5岁以下儿童是百日咳最高发人群。在儿童疫苗达到高覆盖率后，青少年和成年人逐渐取代儿童成为百日咳的主要传播者。在英、美等发达国家，近年报道的百日咳主要发生于青少年和成年人。值得注意的是，由于吸附无细胞百白破联合疫苗接种从3月龄开始，所以3月龄及以下的婴儿也是百日咳的高发人群。而且婴幼儿百日咳症状较为严重，痉咳期常出现呼吸暂停、肺炎、惊厥、百日咳脑病等一系列严重并发症，还可出现结膜下出血、脐疝、气胸等气压性损伤，致死率高。若孩子确诊了百日咳，家长也不必过分紧张，保持好心态，及时就医，配合医生尽早治疗即可。

慎防白喉卷土重来

2017年，委内瑞拉、印度尼西亚、也门和孟加拉国等地出现白喉疫情，局部地区疫情蔓延迅速，甚至出现了死亡病例。2018年，世界卫生组织将白喉列为全球公共卫生面临的10

项威胁之一。白喉,这种古老的传染病又进入人们的视野。

白喉是由白喉棒状杆菌引起的急性呼吸道传染病,由于主要通过空气飞沫传播,故传染性极强。其临床表现为鼻、咽、喉黏膜充血、肿胀且有灰白色假膜。白喉外毒素可以引起全身中毒症状,严重者甚至出现中毒性心肌炎和周围神经麻痹。

在吸附无细胞百白破联合疫苗问世之前,白喉曾对儿童健康造成巨大威胁。如今,随着吸附无细胞百白破联合疫苗的广泛使用,加之白喉的针对性抗菌治疗,世界上大部分地区已经消灭了这一传染性呼吸道疾病。在我国,自2004年起已未见白喉病例的报告。然而,2017年的全球白喉疫情让我们发现,在一些医疗卫生资源不足的国家,白喉正卷土重来,我国仍存在白喉病例输入的风险。因此,家长应及时带孩子全程接种相应的疫苗,确保孩子对白喉的免疫力。

正确认识可防可控的破伤风

生活中磕磕碰碰不可避免,小儿外科的医生常接到家长咨询:“孩子的腿磕出了血,要打破伤风针吗?”“孩子被别人咬破了皮,要打破伤风针吗?”“孩子削铅笔割伤了手,要打破伤风针吗?”孩子皮肤破损流血,处理完伤口后,家长不免想到破伤风的可能。破伤风到底是一种什么疾病,孩子皮肤有破损就一定要接种破伤风疫苗吗?

破伤风是一种由破伤风杆菌引起的急性感染性疾病。破伤风杆菌芽孢存在广泛,尤其常见于泥土、灰尘、粪便以及生了锈的工具,如钉子、针头、铁丝网等。破伤风杆菌通过皮肤伤口或组织损伤(包括刺穿创伤)进入人体,大多数病例发病在感染后14天内。破伤风与百日咳、白喉不同,它并不是一种传染病,不会在人与人之间传播。

破伤风可发生在任何年龄,病死率高。破伤风毒素侵犯神经系统,患者一般会出现牙关紧闭、阵发性痉挛及强直性痉挛等临床征象,重症患者会出现窒息、肺部感染和器官衰竭,甚至死亡。在无医学干预的情况下,破伤风的病死率几乎为100%。即使经过综合措施积极治疗,其病死率仍高达30%~50%。因此,对于破伤风,重在预防。

要减少破伤风杆菌从伤口进入人体,首先要做的就是及时、正确地清洗伤口。如果伤口不是持续流血或撕裂,则第一时间用清水或生理盐水冲洗,尽量去除污物并及时就医。如果是严重伤口或动物致伤,建议及时前往医院进行专业处理。医生会根据伤口的情况和既往免疫史来判断是否需要接种破伤风疫苗。

在我国,儿童要在7岁前完成5剂含有破伤风成分的疫苗。按照国家免疫规划的要求完成全程免疫的儿童,在发生刀扎伤、刺伤、动物致伤、开放性骨折等外伤后,应结合伤口性质和既往免疫史综合判断如何使用破伤风被动免疫制剂和破伤风疫苗。一般原则如下:

● 在11岁之前,受伤后不需要再接种专门的破伤风被动免疫制剂或疫苗。

● 11~16岁,清洁伤口不需要再接种专门的破伤风被动免疫制剂或疫苗,不洁或污染伤口建议接种1剂专门的破伤风被动免疫制剂。

　　● 16 岁以上,以上类型的伤口都建议接种专门的破伤风被动免疫制剂或疫苗。

4. 你了解流行性脑脊髓膜炎吗

　　流行性脑脊髓膜炎简称"流脑",是一种由脑膜炎奈瑟菌引起的化脓性脑膜炎。这种病发病急、进展快、传染性强、病死率高,甚至会留下后遗症。但是,随着流行性脑脊髓膜炎疫苗在儿童中的普及,该病的发病率大幅度下降,许多年轻的父母只是在儿童预防接种证中看见过流行性脑脊髓膜炎疫苗,并不知道这种病到底是怎么回事。

流脑的发病与流行情况

　　流脑是由脑膜炎奈瑟菌通过呼吸道传播而引起的。大多数人感染后并不会发病,而是处于带菌状态或隐性感染状态,少数人会发展成急性化脓性脑膜炎,主要表现为颈部僵硬、高热、光敏感、精神错乱、头痛和呕吐等。

　　流脑发病非常迅速,且病死率高。患者从感染到进展为脑膜炎平均只有 4 天。若不给予治疗,50% 的患者将会死亡;即使在发病早期诊断并开始治疗,仍有 5%~10% 的患者在发病后 24~48 小时内死亡。该病可对大脑产生严重损伤,还可能会留下永久性后遗症,10%~20% 的患者会遗留脑损伤、听力损失或学习障碍等。

疫苗接种使流脑的发病率大幅下降

在流脑疫苗广泛使用之前,我国流脑发病率曾较高,每8~10年出现一次较大的流行,每3~5年出现一次小流行。

流脑发病急、进展快、病死率高的特点给治疗带来很大的难度,而接种疫苗是控制流脑最理想的手段。20世纪80年代开始,我国广泛普及流脑疫苗接种,使得流脑的发病率大幅下降,发病高峰不再明显。

然而,流脑离我们其实并没有想象得那么遥远,目前在全国各地仍有零星散发,流行季节通常是冬春季。所有年龄段人群都可发生流脑,但主要集中在5岁以下儿童中,年龄越小发病率越高,6月龄~2岁婴幼儿的发病率最高。

警惕！疫苗时代的流脑血清型发生了变化

脑膜炎奈瑟菌可分为12个血清群,95%的流脑病例由其中的A、B、C、Y、X和W-135群引起。亚洲主要流行的血清群为A群和C群。我国曾是A群流脑高发国家,1975—1982年的流脑病例中,A群占96.9%。因此,我国1980年推广并广泛使用的疫苗是A群流脑疫苗。

针对一种血清型的疫苗并不能对其他血清型脑膜炎奈瑟菌起到免疫作用。疫苗普及后,我国A群流脑感染率迅速下降,主要流行血清群从A群向C群变迁,C群成为流脑主要流行血清型,且B群、W群流脑病例数呈上升趋势,并出现X群和Y群流脑病例。2008年,我国将针对A群和C群血清型的 A 群脑膜炎球菌多糖疫苗（group A meningococal polysaccharide vaccine，MPSV-A）、A 群 C 群脑膜炎球菌多糖疫苗（group A and C meningococal polysaccharide vaccine，MPSV-AC）纳入国家免疫规划，广泛应用于儿童。近年来，我国流脑血清群呈现多元化趋势，A 群、C 群流脑病例逐步减少，B 群、其他群及不可分群流脑病例较多，W 群、Y 群流脑病例散发且呈递增趋势。

疫苗的接种覆盖率影响着流脑的发病情况。目前，我国应用于儿童的流脑疫苗有 A 群流脑疫苗、A 群 C 群流脑疫苗和 ACYW 群流脑疫苗，尚无 B 群流脑疫苗，儿童缺少对 B 群流脑的免疫能力。在 0~9 岁的儿童中，B 群流脑已成为主要流行的血清型，因此亟须开发和应用 B 群流脑疫苗。

5. 流行性乙型脑炎有什么危害

夏季来临，蚊子开始在耳边"嗡嗡嗡"，蚊虫叮咬带来的不仅仅是瘙痒肿痛，还会传播许多疾病，其中就包括专挑儿童下手的严重传染病——流行性乙型脑炎。不少家长心生疑惑：流行性乙型脑炎是什么病，严重吗？感染后有何症状？感染的风险大不大，该如何预防？

流行性乙型脑炎的基本情况

流行性乙型脑炎简称"乙脑"，是由乙脑病毒引起的急性病毒性脑炎。1871 年，有记录的第一例乙脑出现于日本，其病原体在 1935 年被日本学者发现。

有症状的乙脑病毒感染并不多见,大多数人感染乙脑病毒后没有明显症状,或仅有发热、头痛。据估计,大约 250 名感染者中会有 1 人出现严重临床症状,具体表现为高热、头痛、嗜睡、颈部僵硬、方向知觉丧失、昏迷、抽搐、痉挛性瘫痪,乃至死亡。儿童发病的最初症状比较隐匿,可能仅表现为胃腹疼痛、呕吐等,给早期诊断带来一定困难。

乙脑还有病死率高和致残率高 2 个可怕的特点。乙脑患者的病死率可达 30%。据世界卫生组织估计,30%~50% 的乙脑幸存者出现了永久性智力、行为或神经问题,主要为瘫痪、失语、精神失常、痴呆等。

传播乙脑的罪魁祸首——蚊子

这么可怕的疾病是如何传播的呢? 乙脑是一种人畜共患病,也就是说,人与许多动物,如猪、牛、马、羊等都可能感染乙脑病毒并成为传染源。值得注意的是,猪是这种疾病的主要传染源。猪的感染率高,感染后血液中的病毒量较大,并且它作为一种家畜与人类居住地距离较近。人被乙脑病毒感染后可出现短暂的病毒血症,但病毒数量少且持续时间短,所以并不是主要传染源。乙脑病毒并不是通过接触或呼吸道传播的,其传播需要一种特殊的媒介——蚊子。

蚊子叮咬感染乙脑病毒的病猪后再叮咬人,就会引起乙脑的传播。乙脑病毒可在蚊子体内长期生存。蚊子可携带病毒过冬,第 2 年依然能从蚊卵、蚊幼虫体内分离出病毒。

乙脑病毒虽然在库蚊、伊蚊和按蚊这3种蚊子体内都发现过，但主要是通过库蚊传播。在我国，最主要的乙脑传播媒介是三带喙库蚊。

　　蚊子的分布决定了乙脑的发病具有季节性和地域性。根据世界卫生组织的统计，东南亚地区和西太平洋地区的24个国家是乙脑的主要流行区域，30多亿人面临感染风险。乙脑病毒已成为亚洲许多国家发生病毒性脑炎的主要原因，每年估计有6.8万临床病例。在我国，除东北北部、青海、新疆及西藏外，其他地区均有发病。乙脑的传播在雨季会加强，因为蚊虫会在雨季迅速孳生。夏秋两季是蚊虫最活跃的季节，也是乙脑高发季节。

疫苗接种是控制乙脑最有效的方式

　　乙脑目前的治疗手段主要是减轻严重临床症状的支持治疗。对于乙脑来说，预防是关键。预防乙脑主要有两种方式：

　　（1）疫苗接种是预防乙脑最经济有效的手段：2008年我国将乙脑减毒活疫苗纳入儿童免疫规划广泛使用。这个有效措施使得我国乙脑发病的年龄分布发生了变化。在疫苗普及之前，10岁以下儿童是乙脑的高发人群，尤其2~6岁儿童发病率最高。成年人往往由于儿时隐性感染过乙脑病毒而获得稳固的免疫力。近年来，随着乙脑疫苗接种在儿童中的普及，成年人和老年人的发病率相对增加，病死率也较高。目前我国使用的乙脑疫苗是针对所有年龄人群的疫苗。因此，建议在乙脑流行地区停留时间较长的旅客在旅行前接种疫苗。

（2）防蚊灭蚊，避免蚊虫叮咬：很多家长说，孩子最容易受蚊虫的"青睐"，一不留神就被蚊子叮了满头包。防蚊灭蚊关键在于两点：第一，灭蚊关键在"治水"。家长可抽出时间开展家庭大清洁，倾倒房前屋后、窗台阳台、厨房、浴室等处的各类容器积水，家中的盆盆罐罐要倒扣。第二，防蚊的关键在于"防"，包括使用防蚊纱窗、防蚊门帘、蚊帐等设施，也可使用各种灭蚊药械开展居室灭蚊，外出时使用驱蚊水、穿长袖衣服。

6. 小儿流行性腮腺炎，家长需慎重对待

一位妈妈带着上小学五年级的孩子来急诊，告诉医生："今天下午放学回家，我发现他的腮帮子一边鼓起了一大块，可把我吓坏了，赶紧带着他来医院看看。"医生用手轻轻触摸孩子腮边肿块，感觉坚韧、有弹性。患儿说被触摸时有点痛，还表示这两天总感觉身体不舒服，头昏、不想吃饭，最近这段时间，学校里也有其他同学有同样的症状。医生检查后初步判断是流行性腮腺炎。

国家卫生健康委员会发布的《2021年全国法定传染病疫情概况》显示，流行性腮腺炎的发病数高达119 955例，排在丙类传染病发病数的第4位。

流行性腮腺炎容易引起聚集性疫情

流行性腮腺炎是一种由腮腺炎病毒引起的急性呼吸道传染病，最典型的症状是非化脓性肿胀疼痛，中医称"痄腮"。

该病的特点是"肿、痛、起病急",患者大多急性起病,一侧或两侧耳垂下肿大,表面发热,咀嚼时疼痛。

　　流行性腮腺炎的传染性极强。一方面,其传播途径非常容易实现,即主要通过飞沫传播,也可以通过被唾液污染的衣服、玩具等物品间接传染。另一方面,流行性腮腺炎早期患者及隐性感染者都是重要的传染源,但由于没有明显症状或症状不典型,容易被忽视。患者在临床症状出现的前几天已开始排出病毒,并具有传染性。研究表明,患者在腮腺肿大的前 7 天至肿大后 9 天约 2 周时间里都可以从唾液中分离出病毒,具有高度传染性。学校、幼托机构等均是人口密集的场所,一旦出现流行性腮腺炎病例,如果不及时做好防控措施,很容易出现聚集性发病。

流行性腮腺炎的高发季节和年龄

　　流行性腮腺炎的发病有季节性变化,发病高峰主要集中在每年 4—7 月和 11 月—次年 1 月,好发于 5~9 岁儿童。随着有流行性腮腺炎成分疫苗在儿童中的普及,近年来,15 岁以上人群的发病率有所上升。

如何预防流行性腮腺炎

　　流行性腮腺炎是自限性疾病,目前还没有治疗腮腺炎的特效药物,抗生素治疗对该病无效,临床主要采取对症治疗。因此,流行性腮腺炎的控制应以预防为主。

　　接种疫苗预防流行性腮腺炎成为控制该病最有效的手

段。2008年,我国将含有流行性腮腺炎成分的1剂次麻疹腮腺炎风疹联合减毒活疫苗(简称麻腮风疫苗)纳入儿童免疫规划并广泛使用。随着麻腮风疫苗接种率的增加,全国儿童流行性腮腺炎的发病率逐年下降。2020年国家调整儿童免疫规划策略,儿童需要在8月龄、18月龄接种2剂次含有流行性腮腺炎成分的麻腮风疫苗,进一步增强了儿童对流行性腮腺炎的抵抗力。需要强调的是,及时、全程接种麻腮风疫苗,才能使孩子获得预防流行性腮腺炎的抵抗力。

7. 儿童流行性感冒,家长不可轻视

春天万物生机萌发,细菌、病毒等也活跃起来了。冬季横行的流感病毒,此刻依然不见消停,来到儿童聚集的中小学、幼儿园等再次兴风作浪。面对凶猛而来的流感病毒,家长应该了解些什么,以做好"御敌准备"呢?

流感不是普通感冒,对儿童的影响非同一般

流行性感冒容易被大众忽视,究其原因是很多人认为"流感不就是一种感冒嘛,小毛病而已,吃点药扛一扛就好了",这是对流感严重的误解。

流感是一种由流感病毒引起的多发性急性呼吸道传染病。目前感染人的流感病毒主要是甲型流感病毒中的H1N1、H3N2亚型及乙型流感病毒。儿童是流感的高发人群,每年流感流行季节,儿童的发病率在20%~30%,在某些

高流行年份甚至可高达 50%。

大家普遍认为流感不严重，不会演变成重症，其实不然。与普通感冒不同，儿童感染流感病毒后常起病非常急，一般都会出现发热和畏寒。除了咳嗽、鼻塞、流涕、喉咙痛等症状外，儿童的全身症状也非常明显，主要是全身酸痛无力，有时还会出现恶心、呕吐和腹泻等。

虽然大部分儿童的流感是自限性的，3~4 天可以自行缓解。但家长们千万不要因此而掉以轻心，流感绝非小毛病，不仅可能导致重症感染，甚至有致命的风险！据世界卫生组织估计，全球每年季节性流感死亡人数在 29 万~65 万，主要是由流感并发症导致的。流感往往可以引起急性喉炎、中耳炎、气管炎、支气管炎以及肺炎等，严重的甚至会诱发重症肺炎，从而引起急性呼吸窘迫综合征、休克等。在治疗上，5 岁以下患儿，由于容易引起严重的并发症，流感治疗费用会高于其他年龄段患者。

婴幼儿流感的症状往往不像儿童那么典型，可能仅表现为发热、咳嗽，但是更容易发生严重的并发症，表现为食欲不佳、嗜睡等。据统计，2 岁及以下婴幼儿患流感而住院的概率是 2 岁以上患儿的 12 倍。

对于儿童流感，家长首先要做的是预防。如果孩子出现了流感症状，需要及时就医、及时治疗。具体如何预防呢？大家需要先了解流感病毒是如何传播的。

流感是如何传播和流行的

大家可能知道流感病毒可以通过飞沫传播，但值得注意的是,流感病毒还可以通过口腔、鼻腔、眼睛等处的黏膜直接或间接接触传播。流感患者和一些感染了流感病毒但没有发病的感染者都有可能成为流感病毒的传染源。一般的感染者在出现症状前1~2天就具有传染性了,且可持续3~8天。很多家长认为,儿童得了流感以后传染性小。其实这是个误区,儿童发病时的传染性与成年人相同,而且传染性持续时间比成年人更长。

流感病毒每年都会流行,其变异速度非常快,而且流行特点有季节性变化,掌握流感病毒的流行特点有利于人们更好地在流行季节加以预防。在我国,甲型流感和乙型流感的流行季节有所不同。甲型流感,我国北方地区往往在冬季流行,高峰出现在每年的1—2月;中部和南部地区一般有冬季(1—2月)和夏季(6—8月)两个流行高峰;南方地区,如海南、广东、贵州等地,每年流行高峰出现在4—6月。乙型流感在我国大部分地区均为冬季高发。

预防流感,需要从个人防护做起

流感容易在人群密集的场所发生聚集性疫情,每年接种流感疫苗是预防流感最有效的手段,做好日常防护也可以减少流感的传播。平时保持良好的卫生习惯有助于预防流感,包括:①勤洗手,尽量避免触摸眼睛、鼻或口;②在流感高发季节,尽量少去人群密集场所,出行时戴口罩、保持社交距离;③咳嗽或打喷嚏时要用纸巾等遮住口鼻;④如有发热、咳嗽、乏力、腹泻等症状,尽快到附近医院发热门诊就医。

8. 关于小儿肺炎家长需要了解的问题有哪些

儿科门诊中,有个就诊的宝宝看起来有点萎靡不振。家长说,孩子有点发热,咳嗽不严重,但生病的时间有点长,总不见好。医生拿听诊器一听,孩子肺部"咕噜咕噜"喘得厉害,赶紧让家长抱着宝宝去拍个胸部 X 线片,胸片结果显示为肺炎。家长吓了一跳:家里 2 个孩子,大宝得过好几次肺炎,每次都是先咳嗽,咳嗽很剧烈,喉咙里痰也很多,可是小宝这次生病都没有这些症状,怎么会是患上肺炎了呢?

目前,肺炎是导致全球 5 岁以下儿童死亡的"头号杀手"。在我国,每年约有 2 100 万名 5 岁以下儿童发生这种常见的呼吸系统疾病,约有 30 万名患儿因此死亡。孩子得了肺炎,如果得不到及时规范的治疗,会造成病情的反复或加重,出现严重并发症。其实,肺炎完全是可防可治的,孩子家长应高度重视小儿肺炎,弄清楚以下问题。

是不是没有发热、咳嗽就不是肺炎

肺炎的主要症状包括发热、呼吸急促或呼吸困难、咳嗽、寒战、厌食和喘息等。发热是小儿肺炎最常见的症状之一,这种发热往往会反复出现,持续的时间也比较长,体温不易降下来。但并不是每个儿童得了肺炎都会发热,有些年龄很小的婴儿、平时体质较差或病情比较严重的儿童可能不出现发热。

患肺炎时,由于肺泡中充满液体或分泌物,患儿大多会咳嗽,一开始是干咳,随后咽喉有痰鸣声,咳嗽可能会很剧烈,甚至咳到喘不过气来,呼吸变得急促。等患儿睡着或安静下来时,家长贴近其胸壁,可以听到"咕噜咕噜"声,有点像水烧开时发出的声音。剧烈咳嗽可引起呕吐、呛奶等,部分患儿口周、指甲还会出现轻度发青或发紫。

一般情况下,家长可以通过孩子是否发热、呼吸是否急促、肺部是否有"咕噜咕噜"的杂音来判断孩子是否有患肺炎的可能。但是也有例外的情况,有一种小儿肺炎,患儿不咳嗽、不发热,但一发现可能就严重到需要进重症监护病房了,这就是"新生儿肺炎"。刚出生的孩子由于呼吸器官不成熟,患病后病情进展快,易发展成重症,导致呼吸衰竭、心力衰竭、败血症,甚至死亡。因此,对于新生儿肺炎,早发现、早治疗至关重要!但患了新生儿肺炎的孩子往往症状不典型,不发热,也不咳嗽,再加上孩子不会表达,家长该怎么尽早发现新生儿肺炎的端倪呢?

首先,可以从孩子吃奶开始观察。如果孩子出现吃奶慢、食欲不佳,频繁吐奶或呛奶,口吐白色泡沫等情况,家长就需要警惕了。新生儿气管短窄,不会咳嗽,患肺炎时往往以吐泡泡代替咳嗽。出现这种现象的时候,家长要进一步观察孩子的呼吸状态,可以在孩子安静时数数其呼吸频率,如果每分钟超过 60 次就属于呼吸急促了;还可以看看孩子呼吸时肋骨间、胸骨上和锁骨部位是否出现凹陷。如果出现以上情况,孩子很有可能患上肺炎了,需要及时送医。

感冒咳嗽会引起肺炎吗

所谓的感冒咳嗽,在临床上统称为上呼吸道感染,包括流行性感冒、普通感冒、急性咽炎等。一般情况,上呼吸道感染是自限性的,很少进展到肺炎。但是,也会有少数毒力较强的病原感染因处理不及时、未能及时控制,或孩子本身免疫力低下而发展成了肺炎。

日常生活中常可见到这样的情况:孩子本来只是普通的受凉感冒,家长就去药店买了一点小儿感冒药给孩子吃,以为很快就能好了,结果孩子的病情不但没有好转,反而开始发热,送到医院被确诊为肺炎,必须要住院治疗。有些家长不是听从专业医生的指导,而是根据自己判断,给孩子制订治疗方案,这是一种非常危险的行为,可能延误孩子的病情和治疗。

孩子发生感冒咳嗽后,如果出现肺炎的端倪,需要及时去医院就诊。那孩子出现感冒咳嗽时,如何判断是不是该看医生呢?

孩子出现以下情况时,需要及时就医:

◎ 发热持续 4~5 天不退或反复发热。

◎ 咳嗽逐渐加重,甚至影响睡眠。

◎ 哮喘患儿患感冒后出现呼吸困难,经过雾化治疗不能缓解。

◎ 患感冒后精神状态特别差、萎靡不振、食欲不佳。

接种了肺炎疫苗是不是就不会得肺炎了

有些家长听到医生说自家孩子得了肺炎,常会有这样的疑问:孩子已经接种肺炎疫苗了,为什么还会得肺炎呢,难道是疫苗没有效果吗?

通常所说的肺炎疫苗指的是肺炎链球菌疫苗,用来预防肺炎链球菌感染引起的各种疾病,包括肺炎链球菌肺炎、脑膜炎、败血症和菌血症等。也就是说,人们常说的肺炎疫苗仅可预防肺炎链球菌引起的肺炎。

能够引起儿童肺炎的病原体有很多,除了肺炎链球菌外,常见的还有腺病毒、呼吸道合胞病毒、流感病毒、金黄色葡萄球菌、肺炎克雷伯菌、流感嗜血杆菌、肺炎支原体、肺炎衣原体、白色假丝酵母菌、铜绿假单胞菌等。研究表明,人类呼吸道合胞病毒是最常见的肺炎病原体,占总肺炎病例的 28%,其次是流感病毒(17.0%)、肺炎链球菌(6.9%)和流感嗜血杆菌(2.8%)。但对于儿童肺炎死亡病例而言,细菌感染所占比重较大,肺炎链球菌占 32.7%,流感嗜血杆菌占 15.7%。接种 b 型流感嗜血杆菌疫苗、肺炎链球菌结合疫苗和流感疫苗可以分别预防 b 型流感嗜血杆菌、肺炎链球菌、流感病毒引起的肺炎,但无法预防其他病原体引起的儿童肺炎。

治疗肺炎必须要用抗生素吗

孩子得了肺炎后多会精神萎靡、不思饮食,还会不停咳嗽。这时,家长最关心的问题是孩子怎样才能快点好起来。有的家长会向医生提要求:"听说输液效果好,给我家孩子输几天液吧。"结果医生往往只是开了检查单,又是血常规,又是咽拭子,检查报告单拿到以后,还是没有给孩子输液,甚至没有开抗生素。家长常不理解:得了肺炎不应该输液吗? 至少也应该开点抗生素才对吧?

其实不然。前文已经提到,引起肺炎的病原体有很多种,因此按照不同病因,肺炎也可以分为病毒性肺炎、细菌性肺炎、真菌性肺炎、支原体肺炎、衣原体肺炎、原虫性肺炎和其他非感染性肺炎(如过敏性肺炎、吸入性肺炎)。肺炎的治疗主要包括针对病因的治疗和针对症状的治疗两个方面。一般来说,对于细菌、支原体、衣原体等所致肺炎,可以口服或静脉使用抗生素。但并不是所有肺炎都需要使用抗生素治疗,例如病毒性肺炎可以采用抗病毒药物治疗,真菌性肺炎需要用抗真菌药物治疗,过敏性肺炎需要进行抗过敏治疗。此外,还需要注意,抗生素使用过久可能会诱发真菌性肺炎,所以不能擅自滥用抗生素。

肺炎患儿应该如何护理

对于肺炎患儿,除了服药、输液以外,还应该做些什么? 很多家长没有经验,走了弯路。在这里给大家几点建议。

(1)加强护理,尽量让孩子舒舒服服:室内要经常定时通风换气,保证新鲜空气流通,并保持一定的空气湿度。对于容易出汗的孩子,家长要用热毛巾把汗擦干,并及时换上干净舒适的衣服;痰多时,要尽量帮孩子将痰咳出来。婴幼儿力气小,又不会咳痰,家长可以将其抱起,轻轻拍打背部,帮助其咳出痰来。拍背的时候注意,手握成空心掌,拍的时候才不会痛且效果更好。对于卧床的婴幼儿,应勤翻身,避免肺部淤血,使痰液更易咳出。如果孩子有鼻腔分泌物,也要及时清理,以保持呼吸道畅通,防止缺氧。

（2）合理膳食,给予孩子充足的营养:肺炎患儿一般胃口较差、不愿进食,所以饮食要清淡、易消化且营养丰富,保证一定的优质蛋白,不宜食辛辣、生冷食物和甜食。发热的幼儿适宜流质饮食,如奶制品、米汤、蔬菜汤、蛋花汤、果汁等,退热后可以吃点半流质食物,如稀饭、面条等。注意少食多餐。另外,肺炎患儿因为发热、呼吸频率加快等原因使得水分流失比平时多,所以还需要注意补充水分,多喝白开水。

（3）环境安静,保证孩子足够的睡眠:家中应该保持环境安静,保证肺炎患儿有充足的睡眠时间。充分的休息有助于患儿的免疫系统得到及时休整和复原,高免疫功能有利于病情控制。有些家长看到孩子得了肺炎后又发热又咳嗽就不淡定了,频繁带孩子看病,这样做其实很不好。疾病的恢复都有其过程,不是上午看了病、吃完药,下午或第二天就能好的。没见痊愈又立刻去医院,对疾病恢复没有任何好处,孩子得不到充分休息,甚至可能出现病情加重的情况。

9. 你家孩子得过水痘吗

说起水痘,感染过的人恐怕难以忘记那种浑身发痒、一抓就破的感觉。很多人身上还留下了黄豆大小的痘坑。父母们都担心这些痛苦的战"痘"经历会发生在孩子身上。那么,关于水痘应该注意哪些问题呢?

痒痛难忍的水痘

除了发热、头痛、全身乏力等全身症状外,水痘最典型的临床症状为"痘"。发病 24 小时内,患者的皮肤、黏膜会成批出现皮疹,先是躯干、头部,然后蔓延至面部和四肢。皮疹呈向心性分布,躯干多,面部和四肢较少。出疹期会持续 1~6 天,皮疹在这段时间也会发生变化,先是红色、细小的斑丘疹,之后发展成晶莹透亮的水痘或水疱,水痘的中央呈脐窝状,周围有明显的红晕,痘中有透亮的痘液,痘液中含有大量病毒。经过 2~3 天后,水痘就会干涸结痂,最后痂皮脱落愈合。一般水痘消退之后,皮肤表面不会出现痘痕或色素沉着。但水痘最折磨人的地方在于其痒痛难忍,孩子往往忍不住会去抓挠,一旦挠破且伤口处理不及时,就可能发生细菌感染,恢复后容易出现轻微凹痕。

水痘是如何传播的

水痘是一种由水痘-带状疱疹病毒引起的传染病。这种病毒存在于疱疹的疱液、血液和口腔分泌物中,可以通过空气飞沫或直接接触疱液传播,传染性极强。水痘的发生有季节性,多见于冬春季节;好发于 10 岁以下的儿童。由于传播途径容易实现,所以该病容易在学校、幼托机构等儿童聚集的场所暴发。

水痘痊愈就终身免疫吗

有人说,得了水痘以后就可以终身免疫,以后再也不会得水痘了。可实际上,当人们自以为热退了,水痘脱痂了,身体恢复了的时候,水痘-带状疱疹病毒有可能会在体内潜伏下来(在脊髓后根神经节的神经元或脑神经的感觉神经节长期定居),等将来人老了或因劳累而免疫力下降时,它们又会卷土重来。只不过,复发时就不再称为水痘,而被称为带状疱疹了。与水痘奇痒无比不同,带状疱疹会让人"痛不欲生"。庆幸的是,带状疱疹和水痘一样也是一种自限性疾病。

孩子得了水痘该怎么护理

出水痘的孩子会痒痛难忍,所以护理的重点是皮肤护理和缓解瘙痒。

要给孩子修剪指甲,保持清洁。还要告诉孩子,尽管身上的水痘很痒,但尽量不要抓挠,以免留下痘痕。泡澡是一种简单易行的缓解瘙痒方法。民间关于水痘患儿不能洗澡的说法其实是不对的。泡澡不但不会伤害孩子的皮肤,还能起到缓解瘙痒的作用。但是泡澡的时间要控制在 10 分钟左右,不能过长,水温也不可过热,以温水为宜。洗完澡后,应用柔软的干毛巾轻轻拍干孩子皮肤上的水,防止擦破水痘。另外,还可以用药物,如将炉甘石液涂抹在水痘表面来缓解皮肤瘙痒。

如何预防水痘

预防水痘最好的办法就是接种疫苗。美国、德国等发达国家都已将水痘疫苗纳入国家免疫规划,并要求接种2剂次。在我国,对于水痘疫苗,大部分地区都推荐两剂次免疫程序,第一剂在12~18月龄接种,第二剂在3~6岁接种。如果学校里出现水痘病例,没有接种过水痘疫苗或没有患过水痘的孩子应尽快接种疫苗。

10. 什么是小儿手足口病

随着天气转暖,一种儿科传染病——小儿手足口病就会悄然来袭,如果不留心,孩子很容易感染,出现口腔黏膜、手、足、臀等部位的斑丘疹、疱疹症状,有的患儿还会出现发热、乏力、咽喉疼痛等。千万不要小看这种传染病,它让孩子受罪、家长受累,原本正常的生活、工作、学习节奏也会被打乱。那这到底是一种什么样的传染病呢?

手足口病由柯萨奇病毒A组、B组,肠道病毒71型(enterovirus 71,EV71)和埃可病毒等肠道病毒引起。肠道病毒属于核糖核酸(ribonucleic acid,RNA)病毒,不容易被胃肠道消灭,对外界的抵抗力也比较强,多发于潮湿、闷热季节和

地区。在我国,引起手足口病的主要是柯萨奇病毒 A16 和肠
道病毒 71 型,其中肠道病毒 71 型是导致重症手足口病的主
要病毒。手足口病主要侵害 6 月龄~5 岁的儿童,其中 1 岁
左右的儿童发病率最高,2 岁次之,之后发病率随年龄增长而
下降。6 月龄以下婴儿因母传抗体保护和暴露机会较少,发
病率相对较低。

哪些情形容易染上手足口病

　　在人群聚集的场所或集体学习生活的场合中,孩子容
易感染手足口病。当孩子接触其他患儿的疱疹液、唾液等分
泌物或被其污染的玩具、餐具、毛巾等物品或环境,都可能感
染。所以,如果学校有孩子得了手足口病,其他孩子家长就
要特别注意了! 一般来说,大部分孩子患病后都是轻症,7 天
左右会基本痊愈。但有的时候也会发展为重症手足口病,家
长们需要时刻提防! 一旦出现有可能转为重症的情况,须尽
快带患儿去医院就医。具体判断方法如下。

　　"摸":摸摸孩子的额头,看有没有高热或使用常规退热
药物后体温仍降不下来的情况;再摸摸孩子的四肢,看有没
有出现发凉、冷汗的情况。

　　"看":观察孩子有没有出现精神萎靡,眼球震颤或上翻、
呕吐、易惊、肢体抖动、吸吮无力、站立或坐立不稳,呼吸加
快、减慢或呼吸节律不整的现象。

　　"注意":不要仅以皮疹多少来判断病情严重程度(有的
重症手足口病可能皮疹不多);3 岁以下患儿和 EV71 病毒感

染患儿更容易发展为重症病例。

在高发季节如何预防手足口病

（1）接种疫苗：有条件者可以带孩子接种 EV71 灭活疫苗，以预防由 EV71 病毒感染引起的疱疹性咽峡炎、手足口病等，减少重症和死亡病例的发生。

（2）勤洗手、勤消毒：洗手对预防手足口病非常关键。家长和孩子都应注意在外出归来或饭前、便后使用洗手液等清洗双手。孩子的餐具、玩具、家庭环境等应常消毒。

（3）常通风、少聚集：家中要经常开窗通风，保证家庭环境卫生。疾病流行期间，尽量避免带孩子去人群密集、空气流通差的地方，不要让孩子和手足口病患儿或疑似患儿亲密接触。

（4）一旦发现孩子出现手足口病症状，应及早就医并居家隔离，避免交叉感染。

接种手足口病疫苗，就可以完全免疫吗

我国目前已研制出针对肠道病毒 71 型（EV71）手足口病的疫苗，对预防重症手足口病起到了非常重要的作用。6 月龄~5 岁的孩子可以接种该疫苗，共 2 剂，2 剂接种需间隔至少 1 个月。手足口病疫苗是非免疫规划疫苗，家长可自费、自愿选择接种。越早接种对孩子的保护作用越好，最好在 1 岁前完成。

手足口病疫苗与其他疫苗一样，并非接种后就可以一劳

永逸。除 EV71 外,柯萨奇 A 组 16 型(CA16)、埃可病毒等均可引起手足口病。当前的手足口病 EV71 疫苗只能预防由 EV71 感染所致的手足口病,不能预防其他肠道病毒感染所致的手足口病。

11. 你听说过轮状病毒肠炎吗

每年 10 月到次年 2 月,5 岁以下儿童常会遭遇轮状病毒的毒手,出现腹泻、呕吐等,因此,轮状病毒肠炎也常被称为"秋季腹泻"。轮状病毒肠炎是全球 5 岁以下儿童感染性疾病死亡的第二大病因。庆幸的是,大部分感染轮状病毒的儿童会自行好转,并不需要特别治疗。

什么是轮状病毒

轮状病毒是一种肠道病毒,能够引起肠道感染。轮状病毒是引起儿童病毒性肠炎的常见原因。轮状病毒感染后会引起腹泻和呕吐等症状,不仅影响患儿营养状况,导致生长迟缓、低体重等,还可能引发心肌炎、肝损伤等肠外并发症。

什么情况会感染轮状病毒

轮状病毒主要经粪—口或口—口途径传播,就如人们常说的"病从口入",空气、物体、水都是病毒的"交通工具"。病毒一旦有机会接触到孩子的嘴,就会"一路狂奔"直达目的地——胃肠道,通常潜伏 1~3 天后就开始发挥威力,导致孩子上吐下泻。

感染轮状病毒的症状是什么

孩子感染轮状病毒后,会出现腹泻(大便如蛋花汤样,其中没有血)、呕吐(可将吃的东西全部吐出来)以及发热。呕吐和/或腹泻会带走体内大量水分和电解质,严重时会引起脱水,使婴幼儿生命受到威胁。家长们应注意观察孩子脱水的症状:尿量减少(尿不湿的使用量下降),尿的颜色变深;哭的时候眼泪也有减少;嘴唇干裂,眼窝凹陷;婴儿囟门凹陷。

感染轮状病毒后如何治疗

轮状病毒感染没有特效药物可以快速治疗。家长们千万不要自作主张给孩子服用抗生素等药物。轮状病毒感染是一种自限性疾病,大多数孩子不需要任何治疗,一周左右症状会自行好转。

当然,不需治疗不代表不关注,需要重点关注孩子的脱水症状。对于出现脱水的孩子,应补充足够的水,可以在医生指导下给孩子口服补液盐(oral rehydration salt,ORS)。果汁有时会加重腹泻,口服补液盐相对更安全。如果孩子有严重的感染合并脱水,则需要尽快去医院就医,通过静脉输液来补充液体。

如何预防轮状病毒感染

(1)接种疫苗:轮状病毒疫苗已经上市一段时间,是预防轮状病毒感染的有效措施。目前国内已上市使用的轮状病毒疫苗有 2 种:国产单价口服轮状病毒活疫苗和进口的五价重配轮状病毒减毒活疫苗。2 种疫苗效果都不错,都能预防相应型别的轮状病毒腹泻,只是适应年龄、接种程序、覆盖型别有所不同。

(2)提高孩子免疫力:提高孩子自身免疫力是关键。在条件允许的情况下,坚持母乳喂养至 6 月龄后,添加辅食,保证营养均衡,坚持一定量的户外活动,都有助于提高孩子免疫力。

(3)养成良好的卫生习惯:轮状病毒是通过粪—口或口—口途径传播的,这意味着防止病从口入很重要。一要注意食品安全。食品存放、烹饪一定要生熟分开;冰箱中单独设置一块独立的区域,放置婴幼儿食品、辅食;菜板、刀具等也应分开,有条件者可以给婴幼儿准备专用刀具和菜板。二要注意手卫生。饭前便后要洗手;婴幼儿在外面玩耍时,尽量少触摸公共物体表面,家长要注意看管,尽量避免孩子将手放入口中;回家之后要用洗手液和流动水给孩子洗手。三要勤消毒。孩子的餐具、玩具、家庭环境等应及时消毒。

接种轮状病毒疫苗后孩子就不会拉肚子了吗

不是所有腹泻都是轮状病毒引起的,导致孩子腹泻的原因有很多。轮状病毒疫苗针对的是某几种血清型的轮状病毒,可以预防 90% 以上的轮状病毒感染,但并非"腹泻疫苗",不能预防所有腹泻。

第二章

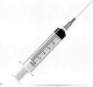

带你了解疫苗的基本知识

1. 你知道什么是疫苗吗

疫苗是一种生物制品。早期的疫苗是指利用病原微生物(如细菌、病毒等)及其代谢产物,经过人工减毒、灭活等方法制成的用于预防传染病的主动免疫试剂。经过长时间发展和研制方法的改进,疫苗的概念也发生了变化:针对病原微生物或其蛋白质、核酸等,通过多种方法如人工减毒、灭活、裂解、提纯、基因重组等制成的生物制品。这种生物制品可以诱导机体产生相应免疫物质,对机体有保护性,可以预防相应疾病的发生和流行,或者调控机体对某个致害因素或生理状态产生特异性免疫反应,从而达到治疗或减轻、消除致害因素的目的。《中华人民共和国疫苗管理法》中所规定的疫苗是指为了预防、控制疾病的发生、流行,用于人体免疫接种的预防性生物制品。

2. 为何接种疫苗能预防一些疾病

当人体接种疫苗后,免疫系统就会产生一定的保护物质,如特殊抗体等。当人体再次接触此类病原微生物(即感染)时,体内的免疫系统便会依循其原有的记忆,产生更多的保护物质来阻止病原微生物的伤害。这就是疫苗预防疾病的基本原理。

3. 疫苗接种后能否获得终身免疫

有些疫苗具有一定的时效性,接种之后体内的抗体水平只持续几个月或者几年,之后需要重复接种。比如流感疫苗接种之后,随时间推移保护效果逐渐减弱,另外流感每年的流行毒株也会有所变化,而流感疫苗是根据预测的当年或下一年的流行毒株进行生产的,所以流感疫苗需要每年接种。有些疫苗具有持久性的免疫保护效果,比如含麻疹成分的疫苗接种之后产生的免疫保护效果可以持续 10 年甚至更久,儿童在完成相应免疫规划程序之后一般不需要重复接种。

4. 疫苗是如何分类的

(1)按照研发技术的疫苗分类:分为传统疫苗和新型疫苗两类。

传统疫苗是指采用早期技术(灭活、减毒)研制的疫苗,疫苗的成分可以是整个病毒或细菌等病原微生物,也可以是病原微生物的某个片段或某些亚单位成分,传统疫苗包括灭活疫苗、减毒活疫苗。灭活疫苗又称死疫苗,是指利用加热或甲醛等理化方法将大量人工培养的完整病原微生物杀死,使其丧失感染性和毒性但仍然保持免疫原性,并结合相应的佐剂而制成的疫苗。灭活疫苗的病原微生物已经被杀死,所以进入人体后不能生长繁殖,免疫缺陷的人接种也不会造成感染。接种灭活疫苗产生的抗体滴度会随时间推移而下降,所以,灭活疫苗通常需要多剂次接种,并且需要定期加强。目前我国常用的灭活疫苗有脊髓灰质炎灭活疫苗、乙型脑炎灭活疫苗和甲型肝炎灭活疫苗等。减毒活疫苗是指病原微生物经过各种处理后发生变异,毒性减弱,但仍然保留免疫原性的疫苗。将其接种到机体内,不会引起疾病的发生,但病原微生物可在机体内生长繁殖,引发机体免疫反应,从而起到使机体获得长期或终身保护的作用。目前常用的减毒活疫苗有麻腮风联合减毒活疫苗、冻干甲型肝炎减毒活疫苗、乙型脑炎减毒活疫苗、口服 I 型和 III 型脊髓灰质炎减毒活疫苗、卡介苗等。

新型疫苗与传统疫苗的区别主要在于生产工艺。新型疫苗是指使用生物化学合成技术、人工变异技术、分子微生物学技术、基因工程技术等现代生物技术制造出的疫苗,是近年来新发展的疫苗,包括基因工程亚单位疫苗、重组疫苗等。亚单位疫苗是指去除病原微生物中与激发保护性免疫无关的甚至有害的成分,只保留其有效免疫原成分制成的疫苗。重组疫苗是随着遗传学的飞速发展,利用遗传学重组机制来生产的疫苗,主要有 3 种:一是 DNA 重组疫苗,以这种方式生产出来的第一种疫苗就是乙型肝炎疫苗;二是通过消除或修饰病原微生物上已知致病性基因而制备的疫苗;三是通过在一个非致病性微生物(如病毒)

体内植入病原微生物的某个基因,以此被修饰的微生物作为一个携带者或载体来表达该外来基因,从而诱导产生免疫反应。

（2）《中华人民共和国疫苗管理法》中的疫苗分类:分为免疫规划疫苗和非免疫规划疫苗。

免疫规划疫苗是指居民应当按照政府规定免费接种的疫苗,包括国家免疫规划确定的疫苗,省、自治区、直辖市人民政府在执行国家免疫规划时增加的疫苗,以及县级以上人民政府或者其卫生健康主管部门组织的应急接种或者群体性预防接种所使用的疫苗。非免疫规划疫苗是指由居民自愿、自费接种的其他疫苗。

5. 接种多种疫苗会影响孩子的免疫功能吗

不会。孩子接种多种疫苗对身体是没有伤害的。每种疫苗的问世,都是经过反复的临床试验,确保质量稳定、安全有效、无不良反应后才投入使用的。孩子接种以后可使机体获得免疫保护,免受相应传染病的侵害。

但是,疫苗毕竟是一种外源性蛋白质,少数孩子接种后会出现不良反应,如接种部位红肿、疼痛、发热等,但通常比较轻微,在1~2天内自行恢复,对人体产生的危害极小。当然,也有个别孩子接种疫苗之后会出现较为严重的不良反应。如果孩子曾经在接种疫苗时出现过严重不良反应,之后接种的时候一定要向医生详细描述既往疫苗接种后的不适情况,让医生判断是否可以继续接种疫苗。

6. 疫苗为什么有免费与自费之分

（1）预防同一种疾病疫苗的免费与自费:孩子 2 个月了,妈妈带着孩子来到社区卫生服务中心接种脊髓灰质炎疫苗。妈妈了解到预防脊髓灰质炎的疫苗有 2 种,一种免费,一种自费。免费的是脊髓灰质炎灭活疫苗（inactivated polio vaccine,IPV）,自费的是吸附无细胞百白破灭活脊髓灰质炎和 b 型流感嗜血杆菌（结合）联合疫苗（DTaP-IPV/Hib）,也就是人们通常所说的"五联疫苗"。免费的脊髓灰质炎灭活疫苗和自费的"五联疫苗"都可以预防脊髓灰质炎。预防同一种疾病的疫苗出现免费与自费,只是因为一些疫苗被纳入了免疫规划疫苗（免费）,未被纳入的就属于非免疫规划疫苗（自费）,对于疾病的防治效果没有本质区别。

（2）不同种疫苗的免费与自费:有的家长会有疑问,为什么脊髓灰质炎疫苗是免费的,而 Hib 疫苗是自费的,它们的区别是什么呢?

其实,免费疫苗和自费疫苗的区别在于是否纳入国家免疫规划,而具体某种疫苗是否纳入国家免疫规划的决策需要综合考虑疫苗价格和性能、财政负担、流行病学和经济学等各方面因素。

7. 国产疫苗与进口疫苗该如何选择

进口疫苗与国产疫苗并没有好坏之分,在免疫效果和安全性上没有差异。我国实行疫苗批签发制度,每批疫苗销售前或进口时,都会经国家药品监督管理局指定的批签发机构按照相关技术要求进行审核、检验。进口疫苗还需要进口药品通关单才能进入国内市场。两类疫苗都通过国家检验合格,均可以放心接种。家长可以根据自身情况给宝宝选择国产疫苗或进口疫苗。

8. 为何有的疫苗接种 1 剂即可,而有的需要 2 剂及以上呢

疫苗通过刺激免疫系统产生抗体而起到预防疾病的作用。通过不同技术路线研发的不同种类疫苗特性不同,在人体内持续的时间和对免疫系统刺激的程度也不同,因此需要接种的剂次也会不同。不同疫苗的具体接种剂次和方案是根据前期临床研究结果来确定的,目的是获得最佳的免疫效果,家长应尽量在推荐的时间带孩子完成接种程序。

9. 不同疫苗能否同时接种

按照我国现行接种方案,同时接种 2 种及以上注射类疫

苗应在不同部位接种,严禁将两种或多种疫苗混合吸入同一支注射器内接种。两种及以上注射类减毒活疫苗如果没有同步接种,则要间隔不少于28天再进行接种;灭活疫苗和口服类减毒活疫苗如果与其他疫苗(包括减毒和灭活疫苗)没有同步接种,间隔时间没有限制(疫苗说明书中有特别说明的情况除外)。

10. 疫苗可以提前接种吗

疫苗不可以提前接种。不同疫苗在接种后对人体产生的免疫应答反应不一样,必须在规定时间按照相应的规范流程、合理顺序进行接种。这些疫苗的免疫接种时间及程序都是根据多年的临床试验和研究成果制定的。如果疫苗接种间隔时间过短,可能会影响免疫效果。

11. 身边出现传染病了再接种疫苗来得及吗

来得及。

疫苗的接种可分为常规接种、应急接种、强化免疫等。身边出现传染后接种疫苗属于应急接种。应急接种是否有预防作用要视病种与疫苗而定。一般来说,可以用于应急接种的疫苗一定是接种后产生免疫力的时间比其可预防传染病的潜伏期短,而且接种对正处于潜伏期的患者没有危险性。

（1）应急接种的作用：未感染者在接触患者后尽早（最好在 3 天内完成）进行应急接种，可刺激机体产生抗体从而获得保护。已感染者进行应急接种能阻止或减少毒血症的产生，减轻临床症状。以常见的麻疹为例：含麻疹成分的疫苗接种 10 天后可产生免疫力，而麻疹潜伏期一般为 16~18 天，因此与麻疹患者接触后可进行含麻疹成分疫苗的应急接种，此时还没有被麻疹病毒感染者可以预防麻疹的发生，已被麻疹病毒感染、正处于疾病潜伏期者则可减轻麻疹症状，预防重症发生。

（2）应急接种的最佳时段：应急接种原则上越早越好，最好在首代病例出现后、疫情没有蔓延之前接种。如果已接触患者，则最好在接触患者后的 3 天内完成应急接种。目前我国常用的可以应急接种的疫苗主要有麻腮风联合减毒活疫苗、吸附白喉破伤风联合疫苗、脊髓灰质炎疫苗、流脑疫苗、水痘疫苗和甲型肝炎疫苗等。

12. 对于已患过的传染病，还有必要接种相应的疫苗吗

（1）在通常情况下，若某种传染病（如麻疹、风疹、腮腺炎、水痘）的病原体只有一种血清型，没有其他型别，且染病痊愈后人体能够获得较持久、稳固的免疫力，则患过该病的人不需要再接种相应的疫苗。另外，乙型肝炎患者和乙型肝

炎病毒携带者也没有必要接种乙型肝炎疫苗。

（2）某些传染病痊愈后虽然能使人获得较持久的免疫力，但相应疫苗为联合疫苗，患过该病的人为预防联合疫苗针对的其他传染病，仍需要接种疫苗。例如，麻腮风联合减毒活疫苗可用于预防麻疹、风疹和流行性腮腺炎，患过其中一种或两种疾病的患者在痊愈后仍应接种该疫苗，以预防剩余疾病；又如吸附无细胞百白破联合疫苗用于预防百日咳、白喉和破伤风，患过百日咳的孩子在痊愈后仍应接种，以预防白喉和破伤风。患过某种传染病的孩子接种含该传染病成分的疫苗，并不影响其免疫力，也不会增加疫苗接种不良反应。

（3）某些传染病的病原体有不同型别，且型别之间无交叉免疫，曾经患过该传染病的人有再次患病的可能，则仍需要接种疫苗。例如，患过流脑的孩子仍需要接种 A 群 C 群脑膜炎球菌多糖疫苗或 ACYW135 群脑膜炎球菌多糖疫苗，以预防其他血清型脑膜炎双球菌引起的流脑；患过肺炎的孩子仍可以接种 13 价肺炎疫苗或 23 价肺炎疫苗，以预防其他血清型肺炎球菌引起的肺炎。

（4）某些传染病可以由不同病原体引起，如手足口病可由肠道病毒 71 型（EV71）、柯萨奇 A 组 16 型、埃可病毒等多种肠道病毒引起。如果明确所患手足口病由 EV71 病毒引起，痊愈后不需要再接种肠道病毒 71 型灭活疫苗。如果明确所患手足口病由其他病毒引起或不确定是否由 EV71 引起，痊愈后仍可以接种肠道病毒 71 型灭活疫苗。

13. 疫苗可以推迟接种吗

如果因为生病或其他原因而需要推迟疫苗接种,并非不可以,这不会影响疫苗的免疫效果。但是,推迟接种会影响产生效果的及时性,所以应该尽量按时接种疫苗。推迟接种需要明确相对哪个时间的推迟。接种程序的安排一般以月龄为节点,但月龄其实不是具体某一天,而是 1 个自然月。例如按接种程序,乙型脑炎减毒活疫苗应在 8 月龄时接种,如果孩子在 1 月 1 日出生,到 9 月 1 日刚满 8 月龄,在 10 月 1 日前都算 8 月龄,也就是说,这个孩子在 9 月 1 日至 30 日之间接种乙型脑炎减毒活疫苗,都不能算推迟接种。例如,家长与接种医生预约在 9 月 1 日给孩子接种乙型脑炎减毒活疫苗,如果因为孩子生病推迟到 9 月 15 日接种,只是相对于预约日期的推迟,就接种程序而言并没有推迟。假如孩子不幸在 9 月 10 日感染了流行性乙型脑炎,那么 9 月 15 日接种乙型脑炎减毒活疫苗就失去接种意义了。从这个意义上来说,一到接种年龄,就应该及时去接种疫苗。

另外,很多疫苗需要多剂次接种,说明书中通常会明确不同剂次之间的时间间隔,即最短需要间隔的时间,不能提前接种。完全按照时间间隔接种疫苗是最理想的情况,但有些孩子在规定时间点可能正好身体状况不佳,不适宜接种,也可以推迟相应剂次的接种时间。

14. 病毒不断变异,接种疫苗还有必要吗

接种疫苗是预防传染病最有效的方法。即使病毒在不断变异,仍有必要接种疫苗。比如流感,每年的流行毒株在不断变异,针对病毒变异情况,疫苗研发时也会作相应调整。只有广泛接种疫苗,才能建立起防止病毒传播的屏障,病毒(包括变异毒株)传播速度也会大幅降低。

第三章

常见疫苗及其免疫程序

孩子一出生就要开始接种疫苗了。那么,什么年龄段需要接种什么疫苗呢? 根据《中华人民共和国疫苗管理法》,疫苗可分为免疫规划疫苗和非免疫规划疫苗。我国以法律形式规定国家实行免疫规划制度。居住在中国境内的居民,依法享有免费接种免疫规划疫苗的权利,履行接种免疫规划疫苗的义务,并且可以自愿、自费接种非免疫规划疫苗。免疫规划疫苗和非免疫规划疫苗对于疾病防控同等重要。

1. 免疫规划疫苗有哪些,具体免疫程序是什么

根据《国家免疫规划疫苗儿童免疫程序及说明》(2021年版),免疫规划疫苗有以下几种:

(1)乙型肝炎疫苗:共接种 3 剂,其中第 1 剂在出生后24 小时内接种,第 2 剂在 1 月龄时接种,第 3 剂在 6 月龄时接种,肌内注射。另外,需要注意的是,乙型肝炎病毒表面抗原阳性或不详产妇所生孩子建议在出生后 12 小时内尽早接种第 1 剂,同时在不同部位接种乙型肝炎免疫球蛋白。

(2)卡介苗:共接种 1 剂,在出生后 24 小时内接种,皮内注射。

(3)脊髓灰质炎疫苗:共接种 4 剂,其中 2 月龄、3 月龄时各接种 1 剂脊髓灰质炎灭活疫苗(IPV),4 月龄、4 周岁时分别接种 1 剂口服 I 型 III 型脊髓灰质炎减毒活疫苗(bOPV)。

IPV 为肌内注射,bOPV 为口服。

（4）吸附无细胞百白破联合疫苗:共接种 4 剂,分别在 3 月龄、4 月龄、5 月龄、18 月龄时各接种 1 剂,肌内注射。

（5）吸附白喉破伤风联合疫苗:在完成吸附无细胞百白破联合疫苗或其替代疫苗 4 剂接种的基础上,到 6 周岁时加强接种 1 剂吸附白喉破伤风联合疫苗,肌内注射。

（6）麻疹腮腺炎风疹联合减毒活疫苗:共接种 2 剂,在 8 月龄时接种第 1 剂,满 18 个月后及时接种第 2 剂,皮下注射。一些地方如江苏省苏州市、浙江省等还在此基础上对 15 岁左右的青少年加强接种 1 剂麻腮风联合减毒活疫苗。

（7）乙型脑炎疫苗:主要有乙型脑炎减毒活疫苗和乙型脑炎灭活疫苗。乙型脑炎减毒活疫苗共接种 2 剂,在 8 月龄时接种 1 剂,2 周岁时加强接种 1 剂,皮下注射。乙型脑炎灭活疫苗共接种 4 剂,肌内注射。其中基础免疫(8 月龄时) 2 剂,首剂接种后间隔 7~10 天接种第 2 剂;加强免疫 2 剂,2 周岁和 6 周岁各 1 剂。补种时第 2 剂与第 3 剂间隔时间为 1~12 个月,第 3 剂与第 4 剂至少间隔 3 年。

（8）脑膜炎球菌多糖疫苗:主要有 A 群脑膜炎球菌多糖疫苗(MPSV-A)和 A 群 C 群脑膜炎球菌多糖疫苗(MPSV-AC)。MPSV-A 共接种 2 剂,分别在 6 月龄、9 月龄时各接种 1 剂,两剂间隔至少 3 个月,皮下注射。MPSV-AC 共接种 2 剂,分别在 3 周岁和 6 周岁时各接种 1 剂,两剂间隔至少 3 年,3 年内避免重复接种,皮下注射。MPSV-AC 第 1 剂和 MPSV-A 第 2 剂间隔至少 12 个月。

（9）甲型肝炎疫苗:主要有冻干甲型肝炎减毒活疫苗和甲型肝炎灭活疫苗。冻干甲型肝炎减毒活疫苗接种 1 剂,于 18 月龄时接种,皮下注射。甲型肝炎灭活疫苗共接种 2 剂,18 月龄和 24 月龄各接种 1 剂,肌内注射。

2. 非免疫规划疫苗有哪些,具体免疫程序是什么

除了免疫规划疫苗,家长可以根据实际情况给儿童选择接种非免疫规划疫苗。儿童常用的非免疫规划疫苗主要有以下几种:

（1）口服轮状病毒活疫苗:包括口服五价重配轮状病毒减毒活疫苗和口服单价轮状病毒活疫苗。口服五价重配轮状病毒减毒活疫苗共接种 3 剂,6 周龄~12 周龄接种第 1 剂,每剂接种间隔 4~10 周,第 3 剂接种不应晚于 32 周龄。口服单价轮状病毒活疫苗适用对象为 2 月龄~3 周岁的婴幼儿,每年接种 1 剂,共 3 剂。

（2）肺炎疫苗:有 23 价肺炎球菌多糖疫苗（23-valent pneumococcal polysaccharide vaccine,PPV23）和 13 价肺炎球菌多糖结合疫苗（13-valent pneumococcal polysaccharide conjugate vaccine,PCV13）。PPV23 用于 2 周岁及以上易感人群,一般接种 1 剂,肌内或皮下注射,不需要再次接种。易感人群或体内抗体滴度显著下降者(如肾病综合征、肾衰竭或器官移植患者)如有需要,间隔 5 年后可再接种一次。PCV13

的适用年龄范围、接种程序等按照疫苗说明书，并在医师指导下使用。

（3）b型流感嗜血杆菌成分疫苗：主要有b型流感嗜血杆菌结合疫苗（Hib疫苗）、无细胞百白破b型流感嗜血杆菌联合疫苗（DTaP-Hib）、吸附无细胞百白破灭活脊髓灰质炎和b型流感嗜血杆菌（结合）联合疫苗（DTaP-IPV/Hib）。不同种类及不同规格含b型流感嗜血杆菌成分疫苗的适用年龄范围、接种程序不同，可按照疫苗说明书要求接种。

（4）脊髓灰质炎疫苗：主要有脊髓灰质炎灭活疫苗（IPV）和吸附无细胞百白破灭活脊髓灰质炎和b型流感嗜血杆菌（结合）联合疫苗（DTaP-IPV/Hib），适用于2月龄及以上婴幼儿。IPV在2月龄、3月龄、4月龄进行基础免疫（其中2月龄和3月龄接种的IPV属于国家免疫规划疫苗程序），18月龄进行1剂加强免疫，肌内注射。DTaP-IPV/Hib在2月龄、3月龄、4月龄或3月龄、4月龄、5月龄进行基础免疫，18月龄进行1剂加强免疫，肌内注射。

（5）百白破疫苗：主要有无细胞百白破b型流感嗜血杆菌联合疫苗（DTaP-Hib）、吸附无细胞百白破灭活脊髓灰质炎和b型流感嗜血杆菌（结合）联合疫苗（DTaP-IPV/Hib）。DTaP-Hib在3月龄、4月龄、5月龄和18~24月龄各接种1剂，肌内注射。DTaP-IPV/Hib免疫程序见脊髓灰质炎疫苗处。

（6）脑膜炎疫苗：主要有ACYW135群脑膜炎球菌多糖疫苗（group A，C，Y and W135 meningococcal polysaccharide vaccine，MPSV-ACYW135）、ACYW135群脑膜炎球菌多糖结

合疫苗(group A,C,Y and W135 meningococcal polysaccharide conjugate vaccine,MPCV-ACYW135)、A 群 C 群脑膜炎球菌多糖结合疫苗(group A and C meningococcal polysaccharide conjugate vaccine,MPCV-AC)。MPSV-ACYW135 主要适用于 2 周岁以上儿童及成年人,初次免疫 2~3 年后可再次接种,皮下注射。MPCV-ACYW135 适用于 3 月龄~3 周岁(47 月龄)儿童,肌内注射。3~5 月龄儿童基础免疫 3 剂,建议自 3 月龄开始接种,每剂间隔 1 个月,可在 12 月龄时加强 1 剂;6~23 月龄儿童免疫 2 剂,每剂间隔 1~3 个月;2~3 周岁儿童免疫 1 剂。MPCV-AC 适用于 3 月龄以上儿童,免疫程序为 2 剂或 3 剂,具体根据疫苗说明书要求接种。

(7)流感疫苗:主要有三价灭活流感疫苗(3-valent inactivated influenza vaccine,IIV3)、四价灭活流感疫苗(4-valent inactivated influenza vaccine,IIV4)、三价冻干鼻喷流感减毒活疫苗(3-valent live attenuated influenza vaccine,LAIV3)。IIV3 根据疫苗种类不同分别适用于 6~35 月龄儿童和 36 月龄以上儿童及成人,具体按照疫苗说明书接种。IIV4 接种对象为 36 月龄以上儿童及成年人,接种程序为 1 剂,肌内注射。LAIV3 接种对象为 36 月龄~17 岁的儿童和青少年,接种程序为 1 剂,鼻内喷雾接种。

(8)肠道病毒 71 型灭活疫苗:主要有 EV71 灭活疫苗(Vero 细胞)和 EV71 灭活疫苗(人二倍体细胞)。EV71 灭活疫苗(Vero 细胞)适用于 6 月龄~3 岁或 5 岁儿童(不同上市许可持有人的疫苗适用年龄范围不同,以说明书为准),接种

2剂,第2剂与第1剂间隔1个月,肌内注射。EV71灭活疫苗(人二倍体细胞)适用于6月龄~5岁儿童,接种2剂,第2剂与第1剂间隔1个月,肌内注射。

（9）水痘减毒活疫苗:适用于12月龄及以上儿童,接种1剂。全国很多省市根据本地水痘发病情况调整免疫策略,比如浙江省采取2剂免疫策略。12月龄~12周岁儿童需接种2剂,皮下注射。12~18月龄可接种第1剂(建议满15月龄时接种),满3周岁时接种第2剂(应在4周岁前完成)。18月龄以上未接种过水痘疫苗者应尽早接种第1剂水痘疫苗,并在满3周岁后接种第2剂(与前1剂间隔至少3个月);4~12岁已经接种过1剂者应尽早接种第2剂(与前1剂间隔至少3个月)。13周岁及以上人群,建议第2剂与第1剂间隔在8周以上(至少间隔4周)。

第四章

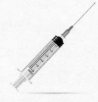

你需要知道的疫苗接种那些事

1. 什么是预防接种

预防接种的概念有广义和狭义之分。广义的预防接种是指利用人工制备或处理的抗原或抗体通过适宜的途径(口服或注射)对机体进行接种,使机体获得对某种传染病的免疫力,包括:①接种疫苗,如注射麻疹减毒活疫苗、脊髓灰质炎疫苗以预防麻疹、脊髓灰质炎,起到防病作用;②接种免疫球蛋白(或抗血清),使机体被动获得免疫力,从而预防传染病的发生,如注射乙型肝炎人免疫球蛋白预防乙型肝炎,接种白喉抗毒素预防白喉。狭义的预防接种仅指接种疫苗,使机体获得对某种传染病的免疫力。

2. 通过生病获得免疫力与通过疫苗接种获得免疫力哪个更好

通过生病(即自然感染)途径获得免疫力,是指病原微生物通过呼吸道、消化道等途径进入人体,随血流或淋巴系统播散至全身,广泛、充分地刺激全身免疫系统。而疫苗接种常只在接种局部吸收抗原,对全身免疫系统的激发和动员往往不如自然感染。此外,自然感染中病原体会有增殖过程,并能在较长时间内维持对机体的免疫刺激。因此,通过生病获得的免疫力有可能比疫苗接种更强、更持久。但是,通过自然感染途径获取免疫力,会使部分人损失健康,甚至付出生命,如脊髓灰质炎可能会造成患病者终身残疾。相比之下,通过疫苗接种途径获取的疾病免疫力则更便捷、安全。对于疫苗接种产生的免疫力随时间消退问题,目前常采取间隔一段时间再接种(即加强免疫接种)的方法来解决。

3. 为何提倡儿童接种疫苗

婴儿在刚出生后的一段时间内(一般为6个月左右),身体内会留有来自母亲的抗体,加之随后不断从母乳中获得补充,通过被动免疫方式具备了抵抗细菌、病毒感染的能力,往往较少生病。但是,随着孩子的成长,母乳成分会发生一些变化,其中的免疫球蛋白含量会明显下降,甚至完全消失。一般来说,这种被动免疫在6个月以后就不足以为孩子提供防病能力了。这时就需要通过接种疫苗让孩子自己产生抗体,增强免疫力,以达到保护效果,也就是主动免疫。所以,倡导儿童接种疫苗。

4. 预防接种有哪几种类型

(1)根据支付方式分类:预防接种可分为免费接种(免疫规划疫苗)和自费接种(非免疫规划疫苗)。

(2)根据免疫接种种类分类:预防接种可分为自动免疫接种、被动免疫接种和被动-自动免疫接种3种类型。

　　自动免疫接种是指通过口服或注射含有细菌、病毒、类毒素等抗原物质的疫苗,刺激人体产生特异性抗体,达到预防传染病的目的。我国的儿童免疫规划疫苗接种就属于自动免疫接种。

◎ 被动免疫接种是指通过注射免疫血清或球蛋白使得人体获得疾病免疫力。由于直接注入的是抗体,机体的免疫力在短时间内就能达到高峰,但随着时间推移,免疫力会很快降低。这种类型的预防接种常用于传染病的应急接种。

◎ 被动-自动免疫接种是指注射抗体使人体在短时间内获得暂时性抵御疾病免疫力的同时,接种疫苗使机体自动产生较持久的免疫力。例如,对 HBsAg 阳性母亲所生的新生儿常采用这种预防接种方式,即新生儿先注射免疫球蛋白,同时在不同(肢体)部位接种乙型肝炎疫苗。

(3)根据接种组织实施形式分类:预防接种可分为常规接种、群体性接种、应急接种和暴露后接种等。

◎ 常规接种是指接种单位按照国家免疫规划程序和预防接种服务周期,为适龄儿童和目标人群提供的预防接种服务。儿童预防接种就属于常规接种。

◎ 群体性接种是指在特定范围和时间内,针对可能受某种传染病威胁的特定人群,有组织地集中实施预防接种活动。群体性接种包括补充免疫。补充免疫指为控制或消除某种传染病,在短时间内对高危人群进行的免疫接种,可以使人群迅速获得免疫保护,消除免疫空白人群,阻断疾病传播。例如,对学生进行麻腮风疫苗加强免疫就属于群体性接种。

◎ 应急接种是指在传染病流行开始或有流行趋势时,

为控制疫情蔓延,对易感人群开展的预防接种活动,如学校发生水痘疫情时紧急对学生进行水痘疫苗接种。

● 暴露后接种是指已知暴露于某种传染源后的接种,如被犬、猫等动物抓伤或咬伤后接种狂犬病疫苗等。

5. 儿童接种疫苗有什么禁忌证?

除狂犬病疫苗暴露后接种无绝对禁忌证外,绝大多数疫苗都有接种禁忌证。这些禁忌证可分暂缓接种和绝对禁忌接种两种情况。在接种疫苗时有相应禁忌证者不适合接种。通常,应选择在儿童身体健康的情况下进行疫苗接种。当儿童有发热、急性腹泻、严重湿疹等症状或处于各种疾病的急性期、慢性疾病的活动期时,需要暂缓接种。绝对禁忌证一般具有特异性,不同疫苗的绝对禁忌证不同,具体以疫苗说明书为准,如 HIV 感染儿童禁止接种脊髓灰质炎减毒活疫苗。

另外,对已知疫苗成分严重过敏或既往因接种疫苗发生喉头水肿、过敏性休克以及其他全身性严重过敏反应者,禁忌继续接种同种疫苗。关于疫苗的接种禁忌证,家长可在接种疫苗前咨询接种门诊的相关医生。

6. 疫苗接种的流程是怎样的

目前,我国的疫苗接种流程一般包括预检、登记、接种和留观 4 个环节。接种流程如图 4-1(不同接种门诊可能略有不同)。

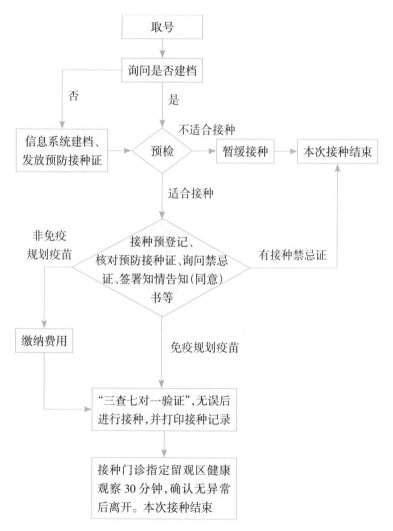

图 4-1　接种流程示意图

预检环节：家长应如实告知儿童近期的健康状况，预检医生会根据体格检查结果，结合家长的健康描述，初步判断儿童是否适合接种疫苗。

登记环节：接种门诊工作人员会对儿童本次拟接种的疫苗进行预登记，核对预防接种证、询问接种禁忌，并让家长仔细阅读知情告知（同意）书后签字确认。若接种的是非免疫规划疫苗，这个环节还需要缴纳疫苗接种的相关费用。

接种环节：接种医生应检查预防接种证，儿童的健康状况和接种禁忌证，疫苗和注射器的外观、批号和有效期；核对儿童的姓名、年龄，接种部位、接种途径，疫苗的品名、规格、剂量等；请家长验证疫苗的名称和有效期。在确认上述均无误后，接种医生对儿童进行疫苗接种，并打印本次接种记录。

留观环节：儿童接种疫苗后，需要在接种门诊指定的留观区进行健康观察 30 分钟，确认无异常情况后才能离开。

7. 为何需要按免疫程序接种疫苗

免疫程序是指对某一人群预防免疫针对性疾病需要接种疫苗的种类、剂次、剂量、接种部位，以及受种者起始年龄等有关要求所做的具体规定。这些是依据大量临床试验和多年科学研究结果制定的。只有按照免疫程序进行疫苗接种，才能确保接种安全并获得最佳免疫效果。

接种不同剂次疫苗之间的时间间隔在疫苗说明书中会

有规定。需要注意的是,这个时间间隔是指最短需要间隔的时间,即不能够提前,但可以稍微推迟接种。因此,如果有些儿童在免疫程序规定的接种时间点正好身体状况不佳,应选择暂缓接种。目前认为,短期延迟接种对疫苗的有效性和安全性影响不大,但长时间延迟或未完成全程接种则可能导致免疫失败。

8. 儿童接种疫苗前,家长需要做哪些准备

首先,疫苗接种前一周,家长要格外注意儿童的饮食卫生和作息习惯,确保接种前儿童身体健康状况和精神状态等各方面良好。具体可以关注以下方面:①留意儿童有无发热、腹泻、流涕、咳嗽等情况,避免尝试之前没有吃过的食物或更换居住环境,留心儿童的体温、食欲和大小便等情况;②注意家中及时通风换气,尽可能避免让儿童去人群密集、不通风的场所,减少疾病感染风险;③梳理并记录儿童的疾病史、过敏史等。

其次,要提前准备好儿童的预防接种证并在接种时随身携带,以便接种医生查对,并及时在预防接种证上记录疫苗接种相关信息,防止错种、漏种。

最后,建议接种前一天给儿童洗澡,保持接种部位皮肤清洁;接种当天换上宽松、柔软的衣服,便于医生进行身体检查和疫苗接种。

9. 儿童接种疫苗时，家长应该做些什么

疫苗接种当天，家长应携带预防接种证按照预约时间准时带儿童到接种门诊进行接种。接种时，应主动、如实告知医生儿童的健康状况，如过敏史、疾病史等，配合预检医生做好健康状况问询和一般体格检查。在拿到知情告知书或知情同意书之后，请一定认真阅读，在确认知晓之后再签字。切勿不看、不问就直接签字。

《中华人民共和国疫苗管理法》规定，医疗卫生人员实施接种，应当告知受种者或者其监护人所接种疫苗的品种、作用、禁忌、不良反应以及注意事项，询问受种者的健康状况以及是否有接种禁忌等情况，并如实记录告知和询问情况。受种者或者其监护人应当了解预防接种的相关知识，并如实提供受种者的健康状况和接种禁忌等情况。对于因有接种禁忌不能接种的受种者，医疗卫生人员应当向受种者或者其监护人提出医学建议，并如实记录提出医学建议情况。疫苗接种前进行知情告知和知情同意是接种者和受种者双方的责任。对于接种者，在为受种者接种免疫规划疫苗前应告知并要求其签署接种知情告知书，在为受种者接种非免疫规划疫苗前应告知并要求其签署接种知情同意书。其中儿童接种疫苗时，知情告知书和/或知情同意书应由其监护人签署。受种者及其监护人既有被告知的权利，也应该依法履行如实报告健康状况的义务。

《中华人民共和国疫苗管理法》要求实施疫苗接种前知情告知和知情同意主要是从规范接种行为、保障接种安全的角度考虑，一方面是为了督促接种人员自觉、主动地履行告知义务，以科学、全面地评估受种者是否符合疫苗接种条件；另一方面是让受种者或未成年受种者的监护人更好地了解疫苗接种相关知识，提前知晓疫苗接种后的注意事项及可能发生的不良反应，最大限度地保护受种者的知情权和健康权。在接种疫苗时，一定要配合接种医生做好"三查七对一验证"。所谓"三查七对一验证"，是对疫苗接种操作规范的简称，其中"三查"是指检查受种者健康状况、接种禁忌，查对预防接种证，检查疫苗、注射器的外观、批号、有效期；"七对"是指核对受种者的姓名、年龄和疫苗的品名、规格、剂量、接种部位、接种途径；"一验证"是指核验受种者、预防接种证和疫苗信息相一致。其中，"三查"和"七对"由接种门诊工作人员实施，"一验证"由受种者或其监护人实施。上述信息核验、确认无误后，方可实施接种。

可见，"三查七对一验证"不是给家长添麻烦，而是为了让接种操作更加规范，确保儿童接种安全。所以，家长要给予理解并积极配合。

10. 儿童接种疫苗后，家长需要重点关注什么

儿童接种疫苗后，家长千万别急着回家，一定要在接种

门诊留观 30 分钟！由于个体差异,少数儿童接种疫苗后可能会发生不良反应,极个别儿童可能症状严重,主要表现为胸闷、气促、全身出疹,甚至呼吸困难、面色苍白、血压下降,呈昏迷状态。历史监测数据显示,这种急性过敏反应一般发生在疫苗接种后的 5~30 分钟,病情往往非常凶险,若不及时处置,可能危及生命。接种门诊留观区配备有经验丰富的急救医生和必要的急救药品。一旦儿童发生严重不良反应,急救医生会第一时间给予紧急处置,避免耽误最佳救治时间。此外,由于每次接种疫苗的种类、厂家、生产工艺、批号未必一样,即使是接种同品种、同厂家甚至同批号疫苗,也可能因儿童体质状态不同而发生急性过敏反应。因此,家长不可抱有侥幸心理,切记每次疫苗接种后必须按要求留观 30 分钟。此外,不建议儿童在接种当天洗澡。一般来说,儿童出现一过性发热、局部皮肤红肿、皮疹、疼痛等症状是正常情况,2~3天可自行消失;若没有消失,一定要及时去正规医院就诊。

11. 如何办理和使用预防接种证

（1）预防接种证的办理:儿童预防接种证是儿童出生后各种疫苗接种的记录凭证。一般来说,儿童出生后 1 个月内,家长应携带户口簿、出生证明,以及医院出具的卡介苗和乙型肝炎疫苗接种记录卡,到现住址所在地社区卫生服务中心或乡镇卫生院的儿童疫苗接种门诊办理疫苗接种手续,并领取儿童预防接种证。

本着"让信息多跑路，让家长少跑腿"的服务原则，一些医院已具备现场办理儿童预防接种证的条件，家长也可以选择直接在医院办理。

（2）儿童入托、入学是否需要出具预防接种证：托儿所、幼儿园和学校是人群密集的场所，一旦出现传染病患者，很容易出现传染病暴发和流行情况。接种疫苗不仅可以保护受种者自己不感染，还能阻断传染病在托儿所、幼儿园和学校的传播和流行。为预防传染病、维护正常教学秩序，确保每位入托、入园儿童和入学学生均按国家免疫规划程序要求完成疫苗全程接种至关重要。预防接种证是儿童疫苗接种情况的最好证明。因此，根据《中华人民共和国传染病防治法》和《中华人民共和国疫苗管理法》要求，我国实行预防接种证制度，要求托儿所、幼儿园对于新入托、入园儿童，学校对于新入学学生均须依法查验预防接种证。对于查验发现的未完成国家免疫规划程序规定疫苗接种的儿童，除有接种禁忌证外，均应及时进行补种。家长接到补种通知后，一定要尽快带儿童到指定疫苗接种门诊确认并完成补种。完成补种后，还需要将预防接种证交还园医或校医处进行再次查验。

（3）儿童预防接种证的查验：为规范儿童入托、入学预防接种证查验工作，国家卫生健康委会同教育部制定并发布了《儿童入托、入学预防接种证查验办法》，明确全国所有托育机构、幼儿园和小学均应当将预防接种证查验工作纳入儿童入托、入学报名程序，组织开展新入托、入学、转学、插班儿童的预防接种证查验工作。不同地区的儿童预防接种证查验流程有所不同,大致可以归纳为图 4-2。

儿童入托、入园、入学的预防接种证查验工作需在新生开学后或儿童转学、插班 30 天内完成。疫苗补种可以到儿

模式 1:托儿所、幼儿园、学校查验

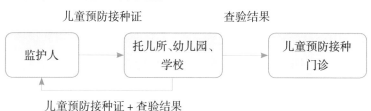

模式 2:儿童预防接种门诊查验

模式 3:网上自助查验

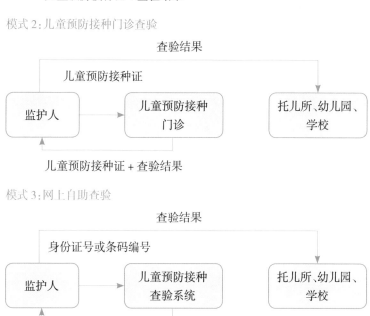

图 4-2 儿童预防接种证查验流程

童或学生居住地的接种单位或托育机构、幼儿园、学校所在
地接种单位进行。完成补种后,接种单位会在预防接种证上
填写补种信息。托儿所、幼儿园和学校将在当年 12 月底之
前再次查验。

（4）预防接种证的补办:如果预防接种证丢失,应及时
到儿童之前接种疫苗的社区卫生服务中心或乡镇卫生院疫
苗接种门诊补办,并将之前的疫苗接种记录补录到新证上。
记得,补办时需要提供儿童出生证和监护人身份证原件。

12. 哪些途径可以获取疫苗接种的相关信息

家长如果需要了解疫苗接种相关信息,最直接、最快速
的途径就是致电或前往居住地社区卫生服务中心/乡镇卫生
院疫苗接种门诊或当地疾病预防控制中心进行咨询,此外还
可以查询相关专业卫生机构,如国内各级疾病预防控制中心
免疫规划中心,以及世界卫生组织、国际旅行卫生保健中心
的官方网站等。

第五章

特殊健康状态儿童的疫苗接种

按照《中华人民共和国疫苗管理法》和《预防接种工作规范》（2016 版）的要求，孩子出生后要接种政府规定的免疫规划疫苗，但是每个孩子在出生后都会经历感冒发热、皮疹等问题，家长们很关心孩子在这些特殊健康状况时到底能否接种疫苗。下面我们就来讲一讲这个问题。

1. 把握疫苗接种禁忌证有什么原则

在孩子接种疫苗前，家长需要先了解其身体情况，确定有没有疫苗接种禁忌证。疫苗接种禁忌证可分为绝对禁忌证和相对禁忌证，有绝对禁忌证者不能接种疫苗；相对禁忌证则是暂时的，身体恢复健康状态后可以接种疫苗。疫苗说明书中规定了疫苗的禁忌证，比较具体地列出了个体不能或暂时不能接种疫苗的疾病或特殊生理状态。正确掌握禁忌证是减少不良反应和事故发生的主要措施。

关于禁忌证，应主要把握以下几种原则：①已知对疫苗的任何成分过敏者或上次接种疫苗出现严重异常反应者禁忌接种该疫苗；②患急性疾病、严重慢性疾病，处于慢性疾病的急性发作期或正在发热者暂缓接种疫苗；③免疫功能缺陷者禁忌接种减毒活疫苗，但可用灭活疫苗替代；④患有需要使用丙种球蛋白的疾病（如川崎病等）者，在停用丙种球蛋白11 个月后才可接种疫苗。

2. 感冒发热时可以接种疫苗吗

经常有家长问："孩子发热了还可以接种疫苗吗？"我们国家一些专家共识对于急性发热的孩子建议暂缓接种疫苗，等发热期过后及时补种相应疫苗，其主要原因是孩子发热时接种疫苗有可能加剧发热，所以应暂缓接种疫苗，这也有助于防止偶合症的发生。

3. 过敏性疾病患儿能接种疫苗吗

过敏性疾病在儿童中比较常见，患儿到底能否接种疫苗是家长们普遍比较关心的问题。当儿童机体接受同一抗原物质再次或多次刺激后，容易发生特异性免疫反应，即变态反应。因此，医生在接种疫苗时要详细询问受种者的过敏史。有过敏性疾病的儿童，包括对尘螨、花粉、某些食物（鸡蛋、花生、海鲜、芒果等）、酒精等过敏，患过敏性鼻炎、过敏性结膜炎或特应性皮炎者，在病情稳定时可以接种疫苗。一般疫苗中不含抗生素成分，因此对青霉素、头孢霉素等抗生素过敏者可以正常接种疫苗。注意，对疫苗中所含成分过敏或既往发生过疫苗严重过敏的儿童禁止接种该疫苗。

4. 支气管哮喘患儿能接种疫苗吗

哮喘也是儿童常见疾病,冬春季节更是哮喘发病的高峰期。哮喘患儿往往易患感染性疾病,而呼吸道感染则是哮喘患儿病情加重的主要原因。哮喘患儿如果出现肺功能损害可持续至成年期,并增加发生慢性阻塞性肺疾病(chronic obstructive pulmonary disease,COPD)的风险。患儿在哮喘缓解期(长期维持低剂量吸入型糖皮质激素且健康状况较好)可接种疫苗,但在哮喘急性发作(出现喘息、咳嗽、气促、胸闷等症状),尤其是全身应用大剂量糖皮质激素时(包括口服和静脉给药)应暂缓接种疫苗。抗免疫球蛋白 E(immunoglobulin E,IgE)单克隆抗体治疗和过敏原特异性免疫治疗期间可接种疫苗,但不要在同一天进行。

5. 慢性荨麻疹患儿能接种疫苗吗

接触过敏原容易使慢性荨麻疹复发,但是疫苗接种又至关重要,那么,慢性荨麻疹患儿到底能否接种疫苗呢?患儿在慢性荨麻疹急性发作期时,建议暂缓接种疫苗,处于稳定期时则可以接种疫苗。家长应及时、如实告知接种医生患儿的疾病史、用药史等情况,以便接种医生更好地做出评估。

6. 先天性心脏病患儿能接种疫苗吗

先天性心脏病可以分为:①左至右分流类,如房间隔缺损、室间隔缺损、动脉导管未闭等;②右至左分流类,如法洛四联症、完全性大血管移位等;③无分流类,如肺动脉瓣狭窄、主动脉缩窄等。冠状动脉性心脏病可分为发绀型和非发绀型。

一般先天性心脏病(简单无分流或左向右分流,血流动力学稳定,左心室射血分数≥60%)患儿可正常接种疫苗。先天性心脏病伴严重肺动脉高压和/或有明显血流动力学改变及心力衰竭等并发症,或先天性心脏病术后3个月内,川崎病及病毒性心肌炎病情稳定时间不足6个月,以及严重心律失常等患儿,应暂缓接种疫苗。卵圆孔未闭、轻度肺动脉瓣或三尖瓣反流等不被列为冠状动脉性心脏病,这类疾病患儿可视同正常儿童。轻度肺动脉瓣狭窄患儿亦应视同正常儿童对待。

7. 神经系统疾病患儿能接种疫苗吗

(1)热性惊厥(febrile convulsion,FC):是婴幼儿较常见的神经系统疾病,患病率为3%~5%,一般发生于发热24小时内,与年龄有关,发病高峰在12~18月龄,男孩发病率略高于女孩。FC绝大多数是良性结局,患儿随着年龄增长不再出现热性惊厥。FC 的发病原因至今尚不清楚,目前公认与高热、年龄、感染及遗传等因素有密切关系,病毒感染是主要诱因。

根据临床特征,FC 可分为单纯性 FC 和复杂性 FC 两种。其中,单纯性 FC 占 70%~80%,表现为全面性发作,持续时间 <15 分钟,1 次热性病程中惊厥发作 1 次;复杂性 FC 占 20%~30%,表现为局灶性发作或全面性发作,发作持续时间 ≥15 分钟或 1 次热性病程中惊厥发作 ≥2 次。惊厥持续状态是指 1 次惊厥发作时间 >30 分钟或反复发作、发作间期意识未恢复达 30 分钟。接种疫苗后发热所致 FC,并非疫苗本身造成脑刺激或损伤所致,其发生率和远期预后均与其他发热疾病所致 FC 无差异,不会造成长期神经系统损害或发育落后。

单纯性 FC 或非频繁性发作 FC(半年内发作 <3 次且 1 年内发作 <4 次)既往没有惊厥持续状态(持续惊厥超过半小时)的患儿在本次发热性疾病痊愈后,可按免疫程序接种各类疫苗,建议每次接种 1 剂次。对于复杂性 FC 或短期频繁惊厥发作(半年内发作 ≥3 次或 1 年内发作 ≥4 次)患儿,建议至专科门诊就诊。

(2)其他:癫痫稳定期(6 个月内无癫痫发作)及其他神经系统疾病病情稳定期患儿,经专业医生评估后,在健康状况良好时,可接种疫苗。急性脑病(脑炎、脑梗死、脑出血等)进展期、癫痫未控制(近 6 个月内有癫痫发作)患儿应暂缓接种疫苗。

8. 原发性免疫缺陷病患儿能接种疫苗吗

先天性或后天性免疫功能受损的儿童原则上可接种疫苗，一般与免疫功能正常者具有相同的安全性。但是免疫功能受损儿童接种疫苗后产生的免疫力的强度和持久性会降低。原发性免疫缺陷主要有 T 细胞缺陷、B 细胞缺陷、补体缺陷等，联合免疫缺陷指 T 细胞和 B 细胞功能联合缺陷。联合免疫缺陷者可以接种灭活疫苗，禁忌接种减毒活疫苗。B 细胞免疫缺陷患儿可以接种灭活疫苗以及除口服脊髓灰质炎减毒活疫苗外的其他减毒活疫苗。

9. 慢性疾病患儿能接种疫苗吗

慢性疾病患儿若正处于疾病活动期或急性期，需要暂缓接种疫苗；待慢性疾病控制稳定后，可咨询专科医师考虑正常接种疫苗。

10. 蚕豆病、先天性甲状腺功能减退症等遗传代谢病患儿能接种疫苗吗

蚕豆病（即葡萄糖-6-磷酸脱氢酶缺乏症）是一种遗传性疾病。蚕豆病患儿在非溶血期，其他身体健康情况符合接种条件时可以正常接种疫苗。除了蚕豆病，先天性甲状腺功能

减退症、苯丙酮尿症等遗传代谢病患儿,在健康状况允许情况下也可以正常接种疫苗。但氨基酸代谢病(如尿素循环障碍伴血氨异常)、脂类代谢缺陷病(如原发性肉碱缺乏症)、糖原贮积病(伴血糖控制不稳定)患儿,或存在高脂血症、高尿酸血症、高乳酸血症、未控制的甲状腺功能亢进症,以及先天性肾上腺皮质增生症伴电解质紊乱、糖尿病伴急性并发症(如酮症酸中毒、高渗状态、乳酸酸中毒等)、糖尿病血糖控制不稳定等的患儿,应暂缓接种疫苗。

11. 贫血患儿能接种疫苗吗

贫血是指外周血单位容积内血红蛋白浓度、红细胞计数或血细胞比容低于正常水平。轻、中度缺铁性贫血不伴其他症状者可以接种疫苗。重度缺铁性贫血和/或伴肝大、脾大、心功能异常,合并感染等暂缓接种疫苗。地中海贫血患儿出现轻中度贫血,其他身体健康情况符合接种条件时,可以接种疫苗;出现重度贫血时则应暂缓接种疫苗,纠正贫血后再接种。家长应如实告知接种医生患儿的疾病史、用药史等健康情况,以便接种医生更好地做出评估。

12. 用药或术后状态的儿童能接种疫苗吗

先天性心脏病术后 3 个月以上、血流动力学稳定、心功能分级为 I 级或 II 级或其他外科手术后恢复正常状态的患儿,经专业医生评估后,在健康状况良好的情况下可接种灭活疫苗。介入治疗或外科手术治疗后病情不稳定(如术后有严重并发症、后遗症)或仍需要放/化疗等的患儿应暂缓接种疫苗。

13. 新生儿黄疸患儿能接种疫苗吗

　　新生儿在出生后 24 小时内要接种乙型肝炎疫苗和卡介苗,但如果发生新生儿黄疸,还能接种疫苗吗? 新生儿黄疸是婴儿期常见的临床疾病之一,主要表现为由于胆红素在体内积聚而引起的皮肤、黏膜或其他器官黄染。新生儿黄疸分为生理性黄疸和病理性黄疸,多数为生理性。生理性黄疸、母乳性黄疸患儿在身体健康状况良好时,可按免疫程序接种疫苗。病理性黄疸患儿在生命体征平稳时也可正常接种乙型肝炎疫苗,其他疫苗要经过临床专科医生评估后,按照医生的建议进行接种。

14. 自身免疫病患儿能接种疫苗吗

　　自身免疫病(autoimmune disease,AD)是因免疫系统自身稳定被打破而引起的疾病状态。免疫系统自身稳定是指机体的免疫系统对自身细胞或分子形成免疫耐受状态而不发生病理性免疫应答。免疫系统自身稳定打破后,机体的免疫系统不能区分自身抗原和外源性抗原,使机体对自身抗原发生免疫反应而导致自身组织损害引起疾病。儿童常见 AD 包括系统性红斑狼疮、幼年型特发性关节炎、干燥综合征、多发性硬化症、类风湿关节炎、重症肌无力等。感染是导致 AD 患者死亡的重要原因之一，疾病本身可以使患者感染风险增加，使用免疫抑制药物亦可增加感染风险。有研究表明，AD 患者的感染风险是一般人群的 1.7 倍，而且感染症状更严重。因此，AD 患者更需要通过接种疫苗预防感染。确定 AD 患者是否可以接种疫苗以及接种哪些疫苗，主要需要考虑接种效果和安全性两方面因素。患者在 AD 缓解期可接种灭活疫苗，在急性期（活动期）则应暂缓接种各类疫苗。其他情况，如使用激素、免疫抑制剂或靶向生物制剂治疗期间，应暂缓接种减毒活疫苗。

15. 急性感染性疾病患儿能接种疫苗吗

感染性疾病是由于细菌、病毒、支原体等病原微生物感染引起的呼吸系统、消化系统、神经系统、泌尿系统等各系统病变。感染性疾病导致的发热是一种婴幼儿常见的临床症状。世界卫生组织等认为，无论是否发热，轻症感染性疾病都不是疫苗接种的禁忌证。对轻症感染性疾病（无论是否发热）患儿推迟接种疫苗，会使其错过获得疫苗保护的机会。建议儿童在急性感染性疾病发病时暂缓接种疫苗，待疾病好转或痊愈后及时接种疫苗。

16. 早产儿、低体重儿能接种疫苗吗

早产儿(胎龄 <37 周) 和/或低体重儿(出生体重 <2.5kg)。如果医学评估确认健康状况稳定并且处于持续恢复状态(无需持续治疗的严重感染、代谢性疾病、急性肾脏疾病、肝脏疾病、心血管疾病、神经和呼吸道疾病),则可按照出生后的实际月龄接种疫苗。早产儿胎龄 >31 孕周且医学评估稳定后,可以接种卡介苗;胎龄≤31 孕周的早产儿,医学评估稳定后可在出院前接种。

第六章

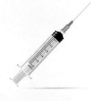

了解疫苗接种不良反应

这是一个在门诊中常见的场景。

一对年轻父母抱着孩子着急地说:"医生,我家孩子前几天打了吸附无细胞百白破联合疫苗,昨天晚上发现打针的地方变红了,摸着还有点烫手,是疫苗引起的吗?该怎么处理啊?"

医生询问:"什么时候接种的疫苗,在哪侧胳膊上接种的?"

"3 天前在左边胳膊上,昨天洗澡时发现打针部位变红了,所以今天赶紧带孩子来看医生。"妈妈回答,并轻轻卷起孩子的袖子,露出了左上胳膊。

医生仔细查看注射部位,发现针眼四周红红的一片,直径约 3cm,轻轻一压能感觉到硬结,但不能推动,注射部位温度略高于正常皮肤温度。测量显示孩子体温正常。

"还有其他异常情况吗?"医生问。

"除了接种当晚孩子比较哭闹外,到现在为止没有发现其他症状。"孩子父母思索一会儿后回答道。

医生解释道:"吸附无细胞百白破联合疫苗含有吸附剂,接种后不易被吸收,个别孩子会在接种部位出现红肿、硬结。这属于疫苗的一般反应,不用太担心,对症处理后会很快好起来。你们回家后,用干净热毛巾(水温不要太热)敷红肿部位,每天 2 次,每次 15 分钟,一般 2~3 天就会好转。注意,不要让孩子用手抓,以免溃破引发感染。"

听了医生的话,年轻父母如释重负,谢过医生后带着孩子回家了。

儿童在接种疫苗后出现各种不适的状况很常见,下面给大家较为详细地介绍一下。

1. 接种疫苗后出现不适症状,都是疫苗引起的吗

不一定。接种疫苗后出现不适症状,有的确实与接种疫苗有关,有的则与接种疫苗无关,只是与疫苗接种在时间上有关联而已。其原因很多,主要如下。

(1)偶合症:受种者在接种时正处于某种疾病的潜伏期或前驱期,接种后巧合发病。简单来说,就是接种疫苗前,受种者已经被细菌或病毒入侵了,恰好在接种完疫苗后发病,其罪魁祸首是相应的细菌或病毒,而非接种的疫苗。例如,受凉后正处于感冒前驱期的人接种疫苗后,感冒症状出现了,容易被误认为是接种疫苗引起的感冒,其实这只是偶合症,无论是否接种疫苗,都会出现感冒症状。

(2)心因性反应:在预防接种实施过程中或接种后因受种者心理因素发生的个体或者群体的反应。较严重的心因性反应主要有晕厥(晕针)、癔症等。简而言之,就是接种完疫苗其实身体上没有不舒服,只是心理上认为自己会不舒服,所以表现出了不舒服的"症状"。心因性反应多出现于生理发育期的少年儿童,以 10~16 岁学生多见,且女生多于男生。

(3)不良反应:合格的疫苗在实施规范接种后,发生的

与预防接种目的无关或意外的有害反应,此类不适是接种疫苗引起的,主要表现为发热及接种部位的疼痛、红肿、硬结等。

2. 接种疫苗为什么会出现不良反应

疫苗接种是将疫苗(人工培育并经过处理的病菌、病毒等)接种在健康人的身体内,使人在不发病的情况下产生抗体,获得特异性免疫。例如,接种乙型肝炎疫苗预防乙型肝炎病毒感染等。任何疫苗作为抗原,对人体来说都是一种大分子的异物或异体物质,个别受种者接种疫苗后在发生正常免疫反应的同时,会产生一些与疫苗接种目的无关或意外损害机体的反应。按发生的相对严重程度、发生频率,疫苗接种的不良反应可分为一般反应和异常反应 2 类。

3. 接种疫苗一定会出现不良反应吗

不一定。接种疫苗后是否出现不良反应因受种者和具体疫苗而异。接种同一种疫苗,有的人会出现不良反应,有的人则不会;同一个人在接种不同疫苗时,有可能接种 A 疫苗不出现不适,但接种 B 疫苗就出现了不良反应。不良反应的产生与疫苗的特性,如疫苗毒株、疫苗纯度与均匀度、生产工艺、附加物(防腐剂、稳定剂、佐剂等)等有关;也与个人的特殊体质,如年龄、健康状态、免疫功能、精神或心理因素、药物影响和既往过敏史等因素有关。这两方面的因素相互作用,导致不良反应的发生。

4. 接种疫苗后常见的不良反应有哪些

（1）一般反应:在预防接种后发生的,由疫苗本身所固有的特性引起的,对机体只会造成一过性生理功能障碍的反应,具体分为局部一般反应和全身一般反应。局部一般反应和全身一般反应非孤立存在,全身反应总是伴随局部反应发生,而局部反应也可能是全身反应的一种局部表现,两者互为关联。

1）局部一般反应:临床表现为在接种疫苗后 24 小时或稍长时间内,接种部位出现局部红肿浸润,伴轻度肿胀和疼痛。红肿范围一般不大,仅有少数接种者红肿的直径 >5cm。局部一般反应可根据红晕平均直径分为弱反应（≤2.5cm）、中反应（2.6~5.0cm）和强反应（>5.0cm）。个别受种者除有红晕浸润外,还可能出现局部淋巴结肿大或淋巴管炎,虽然红晕平均直径≤5.0cm,但伴有淋巴结炎或淋巴管炎,也属强反应。局部一般反应一般在 24~48 小时逐步消退。

接种某些减毒活疫苗后也会出现特殊形式的局部反应。例如,皮内接种卡介苗后,绝大部分受种者会在 2 周左右出现局部红肿,4~5 周出现直径 <0.5cm 的浅表溃疡及同侧腋下淋巴结肿大（直径 <1.0cm）,一般在 2 个月左右结痂,形成瘢痕（俗称“卡疤”）。又如,少数儿童接种麻疹减毒活疫苗

后 5~7 天可出现散在皮疹。

接种含有吸附剂的疫苗（如吸附无细胞百白破联合疫苗），在急性炎症期过后，渗出物中的纤维蛋白成分逐渐增加而进入修复期，但由于吸附剂难以被吸收，会刺激结缔组织增生，一般在 2~4 周内出现局部硬结。

2）全身一般反应：主要临床表现为发热，可根据体温分为弱反应（37.1~37.5℃）、中反应（37.6~38.5℃）和强反应（≥38.6℃）。部分受种者接种灭活疫苗后 5~6 小时或 24 小时左右会出现体温升高，一般持续 1~2 天，很少超过 3 天；个别受种者注射含有内毒素的疫苗则发热可能提前，在接种疫苗后 2~4 小时即有体温升高，6~12 小时达到高峰，持续 1~2天。注射减毒活疫苗后出现发热反应的时间稍晚，个别受种者在注射麻疹减毒活疫苗后 6~10 天内会出现中度发热，有类似轻型麻疹样症状。部分受种者除体温上升外，还可能伴有头痛、眩晕、恶寒、乏力和周身不适等，一般持续 1~2 天。个别受种者可发生恶心、呕吐、腹泻等胃肠道症状，一般以接种当天多见，很少持续 2~3 天。

（2）异常反应：指合格的疫苗在实施规范接种过程中或者实施规范接种后造成受种者机体组织器官、功能损害，相关各方均无过错的药品不良反应。据统计，90% 以上的异常反应为过敏反应，包括过敏性皮疹、过敏性休克、血管性水肿、过敏性紫癜、局部过敏坏死反应（Arthus 反应）等。此外还有无菌性脓肿、神经系统反应（如热性惊厥、癫痫、臂丛神经炎、多发性神经炎、格林-巴利综合征、脑炎、脑膜炎等），卡介苗引起的淋巴结炎、骨髓炎和全身播散性感染、疫苗相关麻痹型脊髓灰质炎等。异常反应的发生率极低,病情相对较重,需要临床处置。

虽然所有经国家批准上市的疫苗均有良好的安全性,但由于受种者个人体质等原因,极少数人会在接种疫苗后出现不同程度的不适,其中较严重的是过敏性休克,其一般发生在接种后数分钟到半小时以内,严重危及受种者的生命安全。所以,受种者在完成接种后,应严格按照要求在接种现场留观至少 30 分钟,观察呼吸、面色、嘴唇颜色,一旦出现呼吸急促、面色发白、口唇青紫等情况,在场的医务人员能及时有效地开展现场急救,以免延误抢救的黄金时间。

5. 如何处理常见接种疫苗后不良反应

（1）发热:部分受种者在接种疫苗后 3 天内会出现发热,大多数发热属于低中度,不超过 38.5℃,而且发热持续时间也不会很长。建议注意保暖,适当休息,多喝温水,必要时通过物理方式降温,如给予冷毛巾、冰袋降温或温水擦拭全身(注意避开疫苗接种针眼),一般 2~3 天体温会自动恢复正常。如果出现高热或伴有其他症状,应及时到医院进行相关检查,排除其他疾病引起高热的可能。

（2）局部红肿、硬结:部分受种者在接种疫苗后 24 小时或稍久时间内,接种部位会出现局部红肿、硬结。对于轻度、小范围的局部红肿,一般不需要处理,经适当休息即可恢复正常。如果红肿范围较大,则宜在早期(红肿出现的 24 小时内)采取冷敷,以减少组织充血,消炎止痛,阻止硬结发生。硬结发生后可用干净毛巾热敷,每天数次,每次 10~15 分钟,以促进血液循环、消炎消肿,促进硬结消退。需要注意的是,对于卡介苗的局部反应,不能热敷。此外,特殊敏感人群可考虑使用小量镇痛退热药,一般每天 2~3 次,连用 1~2 天即可。

（3）过敏性皮疹:主要临床表现是皮疹,其中以荨麻疹最为常见。一般在接种后数小时至数天发生,先是皮肤瘙痒,随后出现水肿性红斑、风疹团。皮疹反复或成批出现,此起彼伏,速起速退,消退后不留痕迹,严重者融合成片,瘙痒难耐。疫苗接种后 3~7 天,在耳后、面部、四肢或躯干等处也有可能出现散在或融合成片的斑丘疹。

此外,不常见的还有大疱型多形红斑,一般在接种疫苗后 6~8 小时或 24 小时内出现,具体表现为注射局部及附近皮肤出现 1 个至数个丘疹,并伴发热,3~5 天后发疹处出现水疱,疱液淡黄、清晰、不浑浊,有些可伴同侧淋巴结肿大。经治疗均可痊愈,预后良好。

除了皮疹外,过敏性皮疹患儿还可能出现呼吸困难、哮鸣、咽喉水肿、声音嘶哑,鼻眼症状如鼻塞、流涕、喷嚏、鼻部发痒和结膜充血、流泪、眼痒,恶心、呕吐、腹泻、腹痛,头晕、头痛、抽搐、意识丧失等。

主要解决措施是抗过敏治疗。轻症者可口服抗组胺药

（如马来酸氯苯那敏、西替利嗪等），重症则可用肾上腺素或氢化可的松。出现支气管痉挛、喉头水肿、抽搐等时采取对症处理。经处理好转后，患儿至少需要在医院留观 12 小时，以防晚期过敏反应的出现。

（4）过敏性紫癜：大多表现为皮损，出现大小不等的红色斑疹、荨麻疹样丘疹，开始为淡红色，压之褪色，数小时后成为深紫色，红斑中心有点状出血或融合成片，稍凸出于皮肤，压之不褪色。紫癜分批出现，一般 1~4 周自然消退，不留痕迹。严重者可发生水疱、血疱、溃疡，甚至坏死。紫癜多对称性分布于双下肢，如踝关节周围和臀部。过敏性紫癜也可表现为胃肠症状、关节及肾脏损害。胃肠症状多为腹痛、呕吐，甚至血便，腹痛可出现于皮肤紫癜前数天或数周。有些患者会出现一过性关节肿痛，多见于膝、踝、肘、腕关节，在数天内消失而不留关节畸形。发生肾脏损害者可有血尿，甚至水肿、高血压，可在病程的任何时期发生，也可于皮疹消退后或疾病静止期出现。少数病例呈肾病综合征或慢性肾功能不全表现。

出现过敏性紫癜者一定要及时前往医院就诊。医院一般会给予大剂量维生素 C、维生素 PP（烟酸）等改善血管脆性以及激素和免疫抑制剂等药物联合应用。对于重症紫癜肾炎，宜早期使用甲基泼尼松龙冲击治疗，可使肾小球损伤恢复。

（5）无菌性脓肿：接种部位先出现较大红晕，2~3 周后出现硬结、肿胀、疼痛，但炎症表现并不剧烈，可持续数周至数个月。有的受种者会在注射针眼处流出略带粉红色的稀薄脓液;较重者可形成溃疡,溃疡呈暗红色,周围皮肤呈紫红色。溃疡未破溃前有波动感,轻者经数周至数月可自行吸收;严重者破溃排脓,创口和创面长期不能愈合,有时表面虽愈合,但深部仍在溃烂,形成脓腔,甚至经久不愈。

如果硬结、肿胀不严重,可在家干热敷以促进局部脓肿吸收,每天 2~3 次,每次 15 分钟左右。情况严重者则需要就医,医生将根据不同情况采取相应措施:脓肿未破溃前用注射器抽取脓液,并根据情况注入适量抗生素(不宜切开排脓,以防细菌感染或久不愈合);脓肿如已破溃或发生潜行性脓肿且已形成空腔则切开排脓,必要时扩创,将坏死组织剔除。有继发感染时,先根据以往经验选用抗生素,然后对分泌物进行细菌培养,按照药敏培养结果选用敏感抗生素;换药时用 3% 硼酸溶液冲洗伤口,引流通畅。

(6)热性惊厥:指先发热而后有惊厥,一般是体温 >38℃ 后出现惊厥,排除颅内感染和其他导致惊厥的器质性或代谢性异常,即可诊断。热性惊厥是小儿常见惊厥之一,发病年龄多在 6 月龄~3 岁,一般 6 岁后由于大脑发育完善而惊厥缓解,绝大多数预后良好。

热性惊厥一般突然发作,表现为全身性抽搐,两眼上翻,牙关紧闭,口角流涎,呼吸不规则或暂停,面部与口唇发绀,多伴有短暂的意识丧失,大小便失禁,持续时间较短。

如果患儿在家中发生热性惊厥,家长不必太过惊慌,可将患儿放在床上,头转向一侧,让呕吐物或分泌物流出,避免呕吐物吸入导致窒息,同时用温湿毛巾擦身降温。疫苗接种引起的惊厥多只发生1次,一般持续数秒至5分钟后缓解,很少超过20分钟。出现高热惊厥者最好送医院进行治疗,急救处理主要包括吸氧、静脉使用地西泮止惊、药物退热等。病情稳定后应做脑电图、头颅计算机断层扫描(computed tomography,CT)或磁共振成像(magnetic resonance imaging,MRI)、血生化等检查,以排除其他导致惊厥的疾病。

(7)过敏性休克:疫苗接种导致的过敏性休克是指疫苗进入人体后,突发严重、危及生命的过敏反应,一般在接种疫苗后数分钟至半小时内出现(个别可达1~2小时),主要表现为胸闷、气急、皮肤瘙痒,全身红疹或荨麻疹、水肿等,甚至出现喉头水肿、支气管痉挛,并出现面色苍白、呼吸困难、四肢冰冷、脉搏细弱、血压下降,呈昏迷状,若不及时处理,常可危及生命。这也是反复强调疫苗接种后要现场留观半小时的重要原因之一。

过敏性休克所致死亡可发生在数分钟内,所以迅速处理十分重要。治疗的关键是保持呼吸道通畅和维护有效的呼吸与循环功能。使用的药物主要有肾上腺素、地塞米松等。如果患儿出现危及生命的气道阻塞,立即行气管插管或床旁气管切开。经处理好转后,患儿至少需要在医院留观12小时,以防晚期过敏反应的出现。

6. 哪些疫苗相关反应需要向有关部门报告

接种疫苗后发生的怀疑与接种有关的反应都需要报告，下面列举几种情形：

● 接种后 24 小时内出现过敏性休克、不伴休克的过敏反应（荨麻疹、斑丘疹、喉头水肿等）、中毒性休克综合征、晕厥、癔症等。

● 接种后 5 天内出现发热（腋温≥38.6℃）、血管性水肿、全身化脓性感染（毒血症、败血症、脓毒血症），接种部位发生红肿（直径 >2.5cm）、硬结（直径 >2.5cm）、局部化脓性感染（局部脓肿、淋巴管炎和淋巴结炎、蜂窝组织炎）等。

● 接种后 15 天内出现麻疹样或猩红热样皮疹、过敏性紫癜、局部过敏坏死反应（Arthus 反应）、热性惊厥、癫痫、多发性神经炎、脑炎和脑膜炎等。

● 接种后 6 周内出现血小板减少性紫癜、急性炎症性脱髓鞘性多发性神经病（格林-巴利综合征）、疫苗相关麻痹型脊髓灰质炎等。

● 接种后 3 个月内出现臂丛神经炎，接种部位发生无菌性脓肿等。

● 接种卡介苗后 1~12 个月出现淋巴结炎或淋巴管炎、骨髓炎、全身播散性卡介苗感染等。

● 怀疑与预防接种有关的其他严重疑似接种异常反应。

7. 接种疫苗后怀疑出现了不良反应，家长应该向哪些部门报告

医疗机构、接种单位、疾病预防控制机构、药品不良反应监测机构、疫苗生产企业、疫苗批发企业及其执行职务的人员为疑似预防接种异常反应的责任报告单位和报告人。接种疫苗后，怀疑出现了疫苗不良反应，可以向以上单位报告，同时提供相关资料，协助工作人员填写疑似预防接种异常反应的个案报告卡。

8. 疾病预防控制中心接到疫苗不良反应报告后会如何处置

接到疫苗不良反应报告后，疾病预防控制中心首先会核实事件，了解事件发生的时间、主要临床表现、初步临床诊断、疫苗接种情况等。如果是单纯发热、接种部位红肿、硬结，则会与受种者或其家属做好沟通解释工作，如果是除一般反应外的事件，则会组织相关临床及流行病学专家开展进一步的调查诊断。

9. 进行疫苗不良反应的诊断需要收集哪些资料

进行疫苗不良反应诊断需要收集的资料分两部分：一部分是临床资料，另一部分是疫苗接种资料。

临床资料主要包括受种者此次发病的主要症状、体征，以及有关的实验室检查结果、已采取的治疗措施和效果等，必要时还可包括临床专家对受种者进行访视和临床检查的情况。对于死因不明需要进行尸体解剖检查的病例，按照有关规定进行尸检。此外，还需要收集受种者的既往预防接种异常史、既往健康状况（如有无基础疾病等）、家族史、过敏史等信息。

疫苗接种资料主要包括：①疫苗资料，如疫苗供应渠道、供应单位资质证明、疫苗批签发报告和购销记录，疫苗运输条件和过程、疫苗储存条件和冰箱温度记录，疫苗的种类、生产企业、批号、出厂日期、有效期、来源（包括分发、供应或销售单位）、领取日期等；②疫苗接种情况，如疫苗接种服务组织形式、疫苗接种现场情况、疫苗接种时间和地点、接种单位和疫苗接种人员的资质，知情或告知相关资料，疫苗接种实施情况（包括接种部位、接种途径、接种剂次和剂量、打开的疫苗存放时间），安全注射情况、注射器材来源、注射操作情况；③其他资料，如接种同批次疫苗其他人员的反应情况、当地相关疾病发病情况等。

10. 专家组对疫苗相关事件进行诊断后可能给出哪些结论

　　调查诊断专家组会对收集的临床资料、疫苗接种材料等进行充分论证,依据相关法律、法规、部门规章和技术规范,结合临床表现、医学检查结果及疫苗质量检验结果、文献资料等进行综合分析,做出调查诊断结论。

　　按发生的原因,结论一般分为以下 5 种类型。

　　(1)不良反应(包括一般反应和异常反应)。

　　(2)疫苗质量事故。

　　(3)疫苗接种事故。

　　(4)偶合症。

　　(5)心因性反应。

　　疫苗质量事故:由于疫苗质量不合格,接种后造成受种者机体组织器官、功能损害。

　　疫苗接种事故:由于在疫苗接种实施过程中违反疫苗接种工作规范、免疫程序、疫苗使用指导原则、疫苗接种方案等,造成的受种者机体组织器官、功能损害。

11. 对于诊断结论不同的疫苗相关事件,后续的补偿处理一样吗

　　诊断结论不同,后续的补偿处置是不一样的。如果诊断

为预防接种异常反应,依照《中华人民共和国疫苗管理法》有关规定给予补偿。接种免疫规划疫苗后发生的预防接种异常反应,由省财政给予补偿;接种非免疫规划疫苗引起的预防接种异常反应,由疫苗生产企业给予补偿。如果诊断为疫苗质量事故,依照《中华人民共和国药品管理法》有关规定处理。诊断为疫苗接种事故者,依《医疗事故处理条例》有关规定予以处理。诊断为一般反应、偶合症或心因性反应者,则无补偿。

12. 如果对预防接种相关事件调查诊断结论不认可,该怎么办

如果当事人(受种方、接种单位或生产企业)对预防接种异常反应的调查诊断结论有争议,可以在收到调查诊断结论之日起 60 日内,向接种单位所在地设区的市级医学会申请,进行预防接种异常反应鉴定。如果做出调查诊断结论的是省级预防接种异常反应调查诊断小组,则在收到调查诊断结论之日起 60 日内,向省级医学会申请进行预防接种异常反应鉴定。

13. 如何避免和减少疫苗接种不良反应带来的危害

在接种疫苗之前,家长一定要将儿童的健康状况如实告

知接种医生,包括有无疾病(如先天性心脏病、哮喘、川崎病等),是否正处于疾病的发病期(如有没有发热、腹泻、咳嗽、感冒流涕、打喷嚏、咽红等症状),以往有没有疫苗接种过敏史等。经接种医生判断,在儿童身体允许的情况下才可进行疫苗接种。

刚接种完疫苗不要立即离开,一定要在接种点留观区观察 30 分钟,无不适症状后才可以离开接种点。

接种疫苗后应避免剧烈活动,要注意休息,做好相关保暖措施,避免着凉感冒;要注意饮食清淡,避免吃一些刺激性食物;还要注意接种部位的清洁卫生,避免出现局部感染。